Jaspinder Kaur
Sandeep Kumar
Rajnish Aggarawal

Abertura bucal restrita e seu tratamento protético

Jaspinder Kaur
Sandeep Kumar
Rajnish Aggarawal

Abertura bucal restrita e seu tratamento protético

Desvendar o mistério da restrição da abertura da boca causas e tratamento

ScienciaScripts

Imprint

Cover image: www.ingimage.com

This book is a translation from the original published under ISBN 978-620-6-78572-9.

Publisher:
Sciencia Scripts
is a trademark of
Dodo Books Indian Ocean Ltd. and OmniScriptum S.R.L publishing group

120 High Road, East Finchley, London, N2 9ED, United Kingdom
Str. Armeneasca 28/1, office 1, Chisinau MD-2012, Republic of Moldova, Europe
Printed at: see last page
ISBN: 978-620-6-51565-4

ÍNDICE

INTRODUÇÃO

A abertura bucal limitada é também conhecida como microstomia. A microstomia é definida como um orifício oral anormalmente pequeno[1] . A abertura reduzida da boca representa um desafio e é muitas vezes uma tarefa difícil para o operador efetuar quaisquer procedimentos intra-orais. Estes doentes são incapazes de realizar funções normais, como a mastigação, a deglutição e a fala[2] .

Outras dificuldades encontradas pelos pacientes com abertura bucal limitada são as cáries e as doenças periodontais. Além disso, o tratamento dentário para estes doentes é difícil devido ao acesso limitado. Juntamente com a abertura limitada da boca, a rigidez da língua, as constantes mudanças de periferia/vestíbulo na cavidade oral e a perda de sensibilidade tátil do doente, juntamente com as deformidades das mãos, dificultam o tratamento protético.

O trismo é descrito clinicamente como um espasmo tetânico dos músculos da mandíbula. Como consequência deste espasmo muscular, o trismo pode levar à restrição da abertura da boca (RMO). O trismo é uma condição difícil de tratar, e ainda não foi determinado um protocolo de tratamento eficaz. A combinação de exercícios activos e passivos de amplitude de movimento é o tratamento mais comum. Os exercícios de abertura da boca podem proporcionar um alívio considerável; no entanto, a cooperação do doente é crucial[3] .

O músculo orbicularis oris, o principal músculo dos lábios, forma o esfíncter à volta da boca e as colunas filtrais. A camada muscular está separada da pele por uma fina camada subcutânea e da mucosa inferior por uma fina camada submucosa que contém os anexos, os órgãos sensoriais e os gânglios linfáticos. Os autores referem que 3,7 a 10,8% de todos os internamentos por queimaduras térmicas e 31% dos casos de esclerodermia facial difusa são complicados por microstomia. A limitação da mobilidade da mandíbula que resulta da contratura tónica dos músculos mastigatórios é conhecida como trismo mandibular. Os doentes com esta doença podem apresentar uma limitação significativa da abertura da mandíbula e uma imobilidade global da mandíbula[4] .

Geralmente, dispositivos como tampões de borracha, lâminas de madeira para a língua, exercitadores Thera Bite (Atos Medical) e abridores dinâmicos de oclusão podem melhorar a eficácia dos exercícios de abertura da boca. Os indivíduos com microstomia podem ter vários problemas relacionados com a fala, as necessidades nutricionais, a higiene dentária, a expressão facial e a interação social. O fabrico de próteses dentárias completas e parciais requer uma impressão detalhada dos tecidos e o registo dos pontos anatómicos adequados, para que se possa obter uma impressão e um molde de diagnóstico precisos, o que é essencial para o desenvolvimento de moldeiras personalizadas e impressões finais. Apesar de as moldeiras de estoque serem fornecidas em vários tamanhos e formas, a inserção de moldeiras de estoque pode não ser possível em pacientes com abertura oral limitada. A altura total da moldeira de stock é de aproximadamente 1-1,5 cm, uma moldeira acrílica de stock modificada em laboratório pode reduzir o seu tamanho e facilitar a inserção na cavidade oral[5] .

A realização da impressão representa a dificuldade inicial na reabilitação protética. Foram propostas várias técnicas baseadas em moldeiras standard flexíveis e modificadas e em moldeiras seccionadas. Foram descritas próteses seccionadas e colapsáveis para o tratamento protético de pacientes com acesso intra-oral limitado. Foi utilizado um fecho oscilante e/ou uma dobradiça simples para ligar os 2 segmentos de uma prótese colapsável. Relativamente à prótese maxilar completa colapsável, a abóbada palatina não permite uma dobragem completa dos 2 segmentos. Assim, é necessário fazer uma secção posterior dobrável e articulada e uma segunda base de prótese na qual os dentes anteriores são dispostos. Esta prótese não só é difícil de fabricar, como também pode ser dispendiosa e difícil de manusear pelo doente em situações em que a capacidade manual está comprometida.

ETIOLOGIA DA RESTRIÇÃO DA ABERTURA DA BOCA

A abertura limitada da boca, em si, não é uma doença, mas manifesta-se como consequência de certas **condições, como**[6]**:**

- Esclerodermia
- Displasia craniocarpotarsal
- Síndrome de Hallerman-strieff
- Epidermólise bolhosa
- Fenda labial e palatina
- Micrognatia
- Fibrose submucosa oral
- Síndrome de Plummer Vinson
- Síndrome de Treacher-collin

Algumas outras condições como:

- Queimaduras
- Trauma
- Terapia pós-radiação para cancro facial
- Induzida cirurgicamente após tratamento de fenda labial e palatina
- Tumor facial ou traumatismo facial
- Psicogénico

Doenças como a cárie dentária/dor de dentes, papeira, infecções do espaço oral, trismo/síndrome de disfunção temporomandibular causam microstomia transitória durante um período de tempo limitado

1. SCLERODERMA

É uma doença multissistémica do tecido conjuntivo caracterizada por doença vascular e deposição de colagénio e outros constituintes da matriz na pele e noutros órgãos-alvo, ou seja, intestino, pulmão, coração, rim, articulações e músculos.

Embora a esclerose sistémica seja uma doença reumática autoimune pouco frequente que afecta os tecidos conjuntivos, apresenta grandes desafios para os profissionais médicos e dentários e tem um impacto profundo na saúde oral.

Achados orofaciais e microstomia: Nos doentes com esclerose sistémica progressiva, a deposição de colagénio subcutâneo na pele facial resulta num **rosto** carateristicamente liso, esticado e semelhante **a uma máscara**. As asas nasais podem ficar atrofiadas e resultar num rosto **tipo "rato"**. Outras manifestações orofaciais importantes incluem fibrose das glândulas salivares e lacrimais e sintomas consistentes com boca seca ou xerostomia. Os doentes podem desenvolver olhos secos com ceratoconjuntivite seca ou xeroftalmia. Também ocorre uma acentuação da doença periodontal, que se acredita dever-se não só a uma má higiene oral, mas também às alterações vasculares associadas à própria doença.

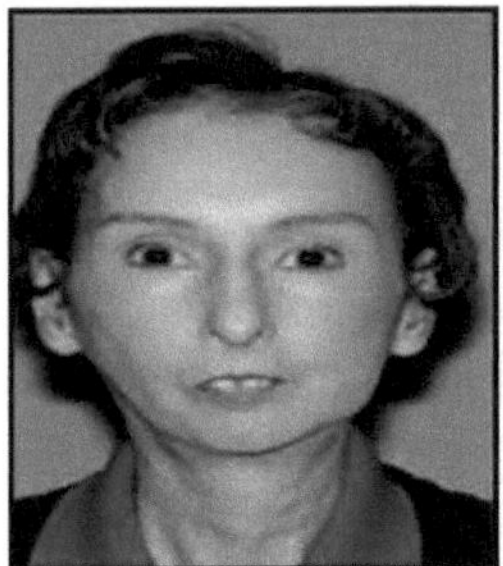

Esclerose sistémica: envolvimento da pele facial com Deposição anormal de colagénio produz fácies em forma de máscara

Com a progressão da doença, pode ocorrer um alargamento uniforme dos ligamentos periodontais de todos os dentes. Os lábios tornam-se finos, rígidos e parcialmente fixos, produzindo microstomia. A língua pode tornar-se dura e em tábua, dificultando a fala e a deglutição. Quando os tecidos moles à volta da articulação temporomandibular são afectados, o movimento da mandíbula é restringido e a abertura da boca é reduzida.

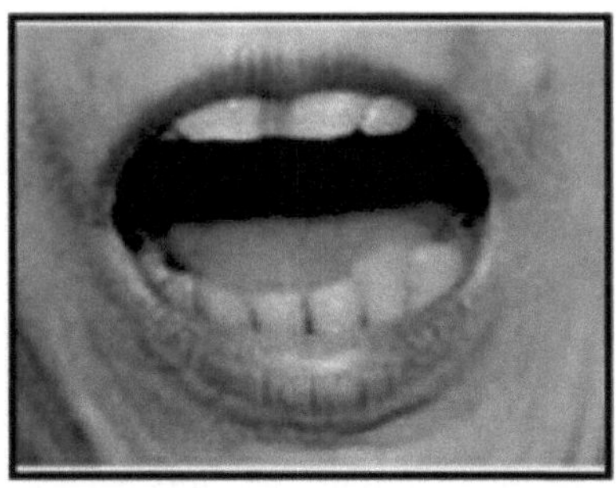

Doente com microstomia com abertura de boca limitada

Além disso, numa minoria de doentes, existe reabsorção óssea mandibular em áreas não portadoras de dentes. O bordo inferior, o bordo posterior do ramo, o ângulo mandibular e os processos coronoide e condilar podem apresentar evidência radiográfica de reabsorção. Um embotamento dos ângulos da mandíbula, semelhante a uma **"cauda de baleia"**, pode ser observado num ortopantograma. Além disso, a fibrose da face e da mucosa compromete o acesso oral devido à microstomia, que limita a abertura da boca em 70% destes doentes. Consequentemente, a higiene oral e o fabrico de próteses removíveis são difíceis devido ao acesso limitado e à obliteração ou diminuição das pregas mucobucais[7] .

2. SÍNDROME DE FREEMAN SHELDON

A síndrome de Freeman-Sheldon é uma condição heterogénea tanto na sua apresentação como no seu modo de transmissão e ambos os sexos são igualmente afectados. Os achados orofaciais da doença são: É descrita uma aparência facial distinta de microstomia, microglossia, nariz curto, filtro longo, covinha do queixo em forma de H e olhos encovados. A nível extracraniano, a maioria dos casos apresenta anomalias dos ossos longos, escoliose, anomalias das mãos e contracturas articulares. A síndrome também foi denominada "mão em moinho de vento" e, embora rara, é uma das causas mais comuns de múltiplas contraturas articulares congénitas hereditárias. Ohyama et al. apresentaram um caso em que foi utilizado um expansor bucal como método não cirúrgico de correção da microstomia. Os autores afirmam que esta terapia produziu um aumento na largura da boca. Corrigan et al sugeriram que é discutível se esta alteração foi efetivamente induzida pelo uso do expansor bucal ou se foi simplesmente um resultado do crescimento facial normal[8] .

3. SÍNDROME DE HALLERMAN - STREIFF

A síndrome de Hallerman-Streiff ou síndrome de Franconis, também conhecida como oculomandibulodiscefalia com hipotricose, foi descrita pela primeira vez por Aubry em 1893. A síndrome foi mais tarde definida como Síndrome de Hallermann-Streiff, sublinhando as diferenças em relação à disostose mandibulofacial de Franceschetti. A displasia oculodentodigital é uma doença genética relacionada com mutações dominantes no gene da conexina 43 no cromossoma 6q22-23. As características cardinais da doença são: discefalia com fácies de pássaro, bossas frontais ou parietais, deiscência de suturas com fontanelas abertas, hipotricose do couro cabeludo, sobrancelhas e pestanas, atrofia cutânea do couro cabeludo e do nariz, hipoplasia mandibular, deslocamento para a frente das articulações temporomandibulares, palato alto e arqueado, boca pequena, múltiplas anomalias dentárias e baixa estatura proporcional. Do ponto de vista dento-esquelético: aplasia dos dentes anteriores, má oclusão esquelética de Classe II, arcada superior estreita, mordida cruzada posterior bilateral e mordida aberta anterior[9] .

4. EPIDERMÓLISE BOLHOSA

A epidermólise bolhosa é um grupo de doenças raras, geneticamente determinadas, que se caracterizam por bolhas cutâneas e mucosas associadas a cicatrizes subsequentes ocasionais, secundárias a pequenos traumatismos[10] .

4 formas de epidermólise bolhosa:

1) Simplex
2) Juncional
3) Distrófico
4) Síndrome de Kindler

Manifestação oral:

- Os dentes da forma simplex não são afectados
- O tipo distrófico apresenta dentes malformados devido a hipoplasia do esmalte, cáries, inflamação gengival, microstomia

É indicada a utilização de instrumentos de tamanho reduzido, brocas dentárias de eixo curto e peças de mão com cabeça de tamanho reduzido.

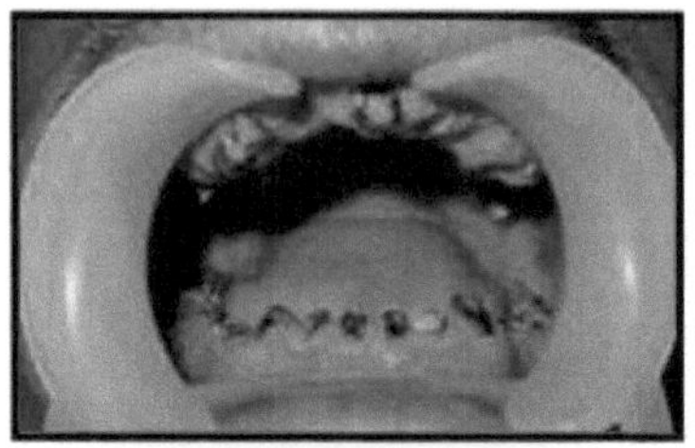

Cáries galopantes

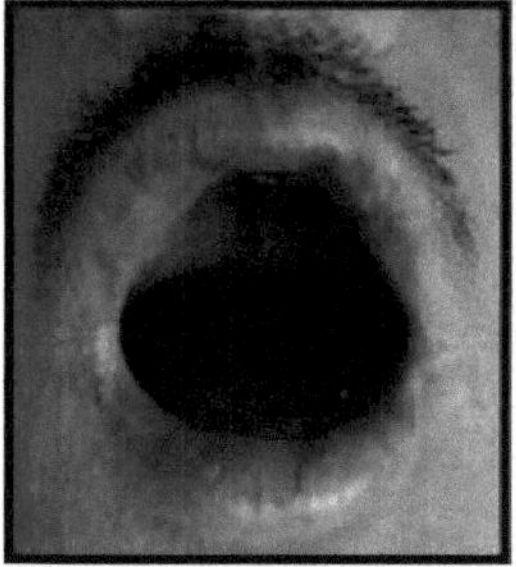

Restrição da abertura da boca

5. FIBROSE SUBMUCOSA ORAL

A fibrose submucosa oral é uma doença insidiosa, crónica e resistente, caracterizada por inflamação e fibrose progressiva do tecido submucoso. A doença é considerada como uma condição pré-cancerosa e potencialmente maligna. A OSMF foi descrita pela primeira vez por Schwartz em 1952, que cunhou o termo "atrophica-idiopathica-mucosae oris". Etiologicamente, a sua origem é multifatorial, com factores como a malagueta, a deficiência de ferro, zinco e vitaminas essenciais. Alguns sugerem que a noz de areca é o principal fator de OSMF[11] .

Os sinais e sintomas da OSMF devem-se à fibrose e hialinização do tecido subepitelial. Os locais mais frequentemente afectados são a mucosa bucal e a área retromolar. Manifesta-se por sensação de ardor na boca, intolerância à ingestão de alimentos quentes e condimentados, branqueamento e rigidez da mucosa oral, restrição da abertura da boca, ulceração, pigmentação, redução da mobilidade do palato mole e da língua, o que leva a dificuldade em engolir. Histologicamente, consiste num epitélio atrófico que é queratinizado, sem cristas de rete.

6. INFECÇÕES

A caraterística principal de uma infeção do espaço mastigatório é a limitação da abertura da mandíbula. O trismo pode estar relacionado com infecções dentárias e deve ser sistematicamente avaliado para que uma potencial situação de risco de vida seja descoberta o mais cedo possível. As infecções que causam o trismo podem ser de natureza odontogénica ou não odontogénica.

As infecções odontogénicas têm três origens principais: pulpar, periodontal e pericoronal. A presença de uma infeção oral, particularmente em torno de um terceiro molar mandibular em erupção, é a causa mais comum.

As infecções odontogénicas graves que envolvem os músculos da mastigação são frequentemente acompanhadas de trismo na apresentação inicial. Esta infeção, se não for controlada, pode propagar-se a vários espaços faciais da cabeça e do pescoço e levar a complicações graves, como celulite cervical ou mediastinite.

As infecções não odontogénicas como a amigdalite, o tétano, a meningite, o abcesso parotídeo e o abcesso cerebral também podem causar trismo.

7. TRAUMA

As fracturas, particularmente as da mandíbula, podem causar limitação da abertura da mandíbula. Dependendo do tipo de lesão e da direção da força traumática, as fracturas da mandíbula podem ocorrer em diferentes localizações, produzindo hipomobilidade mandibular.Backland et al. definiram trauma como um evento devastador (por exemplo, lesão desportiva), administração de anestesia geral e realização de um procedimento dentário, como extracções difíceis ou outro tratamento que requeira consultas prolongadas.O objetivo deste estudo foi investigar o início dos sintomas da articulação temporomandibular (ATM) em que o trismo foi um evento traumático específico. Os registos de 779 pacientes foram revistos e 33,4% dos casos apresentaram trismo no prazo de uma semana após o evento. O trismo também tem sido relatado devido à incorporação acidental de corpos estranhos em decorrência de lesão traumática externa. Outra causa relativamente rara de trismo observada na prática geral é o trauma do arco zigomático e do complexo zigomático-maxilar (ZMC), que interfere no movimento do processo coronoide[12] .

8. TRISMO RELACIONADO COM PROCEDIMENTOS DENTÁRIOS

Os procedimentos cirúrgicos orais podem resultar numa abertura limitada da mandíbula. A extração de dentes também pode causar trismo em resultado de uma inflamação que envolve os músculos da mastigação ou de um traumatismo direto na ATM[13] .

Outra causa comum de trismo, frequentemente observada na prática geral, é a limitação da abertura da boca que ocorre 2-5 dias após a administração de um bloqueio mandibular, o que é geralmente atribuído ao posicionamento incorreto da agulha durante a administração do bloqueio do nervo inferior. O ideal é que a agulha seja colocada no espaço pterigóideo, que é delimitado pela crista oblíqua interna da mandíbula no lado lateral e pela rafe pterigomandibular no lado medial. Ocasionalmente, o músculo pterigóideo medial é acidentalmente penetrado ou um vaso é perfurado e segue-se uma pequena hemorragia: pode ocorrer um hematoma no leito muscular e subsequentemente organizar-se, causando uma fibrose. As compressas quentes, os exercícios de alongamento com espátulas de madeira e a tranquilização são geralmente suficientes para esta situação, embora por vezes o hematoma se infecte e exija uma evacuação cirúrgica.

9. PERTURBAÇÕES DA ARTICULAÇÃO TEMPOROMANDIBULAR

Existem numerosas subcategorias de DTM, algumas das quais podem estar associadas ao trismo. As DTMs podem ser divididas em problemas extracapsulares (principalmente miofasciais) e intracapsulares (incluindo deslocação do disco, artrite, fibrose, etc.). A dor à palpação, lateral à cápsula articular, é um achado significativo. O estalido pode indicar uma deslocação anterior do disco. O estalido indolor, por si só, não requer tratamento, mas condições como a fibrose ou a hiperplasia condilar unilateral requerem consulta e tratamento cirúrgico. A suspeita de traumatismo ou luxação da ATM deve ser considerada em doentes jovens que apresentem disfagia e trismo, mas que não tenham uma etiologia infecciosa grave. Podem ocorrer situações agudas de bloqueio fechado quando o menisco é deslocado anteromedialmente ao côndilo[14] .

Nestes casos, o doente tem normalmente uma história de estalidos paroxísticos e algum desconforto. Em condições de bloqueio fechado de natureza mecânica, o doente pode frequentemente abrir o maxilar 20-25 mm. Se a abertura for significativamente inferior a este valor, o médico deve suspeitar de um bloqueio fechado de origem muscular.

10. TUMORES E NEOPLASIAS ORAIS

Um problema potencial no tratamento de doentes com trismo é o risco de diagnóstico incorreto do doente que tem uma doença neoplásica, primária ou metastática, na região epifaríngea, na glândula parótida, nos maxilares ou na ATM. Deve ser efectuado um exame clínico e radiográfico minucioso para excluir possibilidades neoplásicas.

Raramente, o trismo é um sintoma de tumores nasofaríngeos ou infratemporais ou de fibrose da inserção do tendão temporal, resultando num movimento limitado da mandíbula. A fibrose submucosa oral é uma doença pré-cancerosa, frequentemente observada em pessoas do subcontinente indiano. Os imigrantes asiáticos em países europeus também apresentam trismo devido à fibrose do tecido submucoso da cavidade oral. Isto provoca o branqueamento da mucosa e pode afetar a fala ao restringir os movimentos da língua e do palato mole. A etiologia exacta é desconhecida, mas é mais frequentemente atribuída à mastigação de nozes de bétel.

11. TERAPIA MEDICAMENTOSA

Alguns medicamentos podem causar trismo como efeito secundário, sendo os mais comuns a succinilcolina, as fenotiazinas e os antidepressivos tricíclicos. O trismo pode ser visto como um efeito secundário extrapiramidal da metaclopramida, fenotiazinas e outros medicamentos.

12. RADIOTERAPIA/QUIMIOTERAPIA

Por vezes, é pedido aos dentistas que tratem os doentes submetidos a radioterapia e quimioterapia. As células da mucosa oral têm uma elevada taxa de crescimento e são susceptíveis aos efeitos tóxicos da quimioterapia, o que pode levar a estomatite. A gravidade da estomatite está relacionada com a dose. Embora o dano seja reversível, esta condição pode causar desconforto severo, dor, trismo e dificuldade em engolir.A radioterapia é normalmente utilizada para tratar o carcinoma de células escamosas da cabeça e pescoço e linfomas regionais. A principal vantagem da utilização da radioterapia no tratamento do cancro oral é a preservação dos tecidos e funções normais; no entanto, podem surgir complicações, dependendo dos tecidos saudáveis que se encontram na trajetória do feixe de radiação, da quantidade de radiação administrada e do curso do tratamento[15] .

Pode ocorrer osteorradionecrose, resultando em dor, trismo, supuração e, ocasionalmente, uma ferida com mau cheiro. Quando os músculos da mastigação estão dentro do campo de radiação, pode ocorrer fibrose e levar ao trismo, reduzindo a amplitude de movimentos. A fibrose e o trismo têm sido atribuídos à isquémia causada pela endarterite obliterante, o que complica os cuidados dentários pós-radiação. As recomendações para minimizar os efeitos da radiação nos músculos faciais e mastigatórios incluem o uso de stents protectores, exercícios para a mandíbula e oxigénio hiperbárico para aumentar a neovascularização.

13. CAUSAS CONGÉNITAS/DESENVOLVIMENTO

Foi relatado um caso de trismo como resultado da hipertrofia do processo coronoide, causando a interferência dos coronóides contra a margem anteromedial do arco zigomático[16] . A síndrome de pseudo-camptodactilia é uma combinação rara de anomalias das mãos, pés e boca e trismo.

ESTRUTURA E FUNÇÃO DO SISTEMA MASTIGATÓRIO

Os componentes primários do sistema mastigatório são o maxilar superior fixo (maxila); o maxilar inferior móvel (mandíbula); os dentes, que articulam a maxila com a mandíbula; 2 articulações temporomandibulares, que unem a mandíbula à base do crânio; os músculos da mastigação; e os sistemas vascular e nervoso que irrigam estes tecidos. Existem 4 músculos responsáveis pelo fecho dos maxilares; são eles o masseter, o temporal, o pterigoide medial e o pterigoide headoflateral superior[17] .

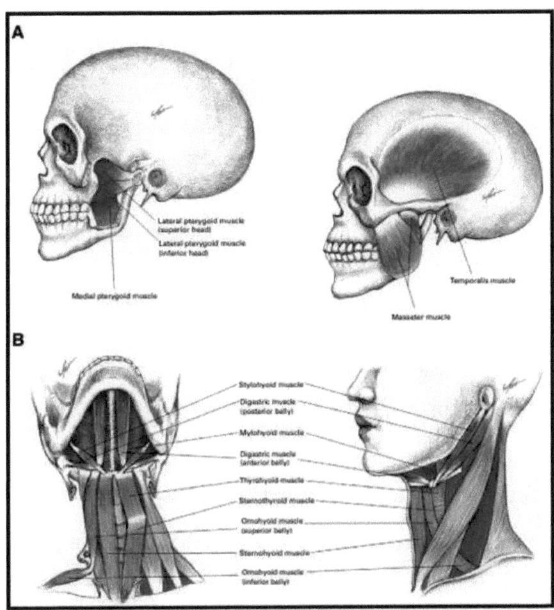

FIG: (A) Músculos de fechamento da mandíbula: músculos masseter, temporal, pterigoide medial e pterigoide lateral. Note-se que a cabeça superior do pterigoide lateral funciona como um elevador da mandíbula (fecho da mandíbula), enquanto a cabeça inferior funciona como um depressor da mandíbula (abertura da mandíbula).

(B) Os músculos que abrem a mandíbula são classificados no grupo de músculos supra-hióideos, incluindo os músculos milo-hióideo, digástrico, estilo-hióideo e genio-hióideo (o genio-hióideo encontra-se profundamente ao músculo milo-hióideo e não é representado nesta ilustração), e no grupo de músculos infra-hióideos, incluindo os músculos esterno-hióideo, esterno-tiroideu, tiro-hióideo e omo-hióideo.

Estes músculos são inervados pela divisão mandibular do nervo trigémeo e funcionam na elevação da mandíbula. A abertura da mandíbula é realizada pela cabeça inferior do músculo pterigóideo lateral e pelos músculos milo-hióideo, digástrico, estilo-hióideo e genio-hióideo.

Para que estes músculos deprimam a mandíbula, os músculos infra-hióideos, constituídos pelos músculos esterno-hióideo, esterno-tiroideu, tiro-hióideo e omo-hióideo, têm a função de estabilizar o osso hioide para facilitar a abertura da mandíbula.

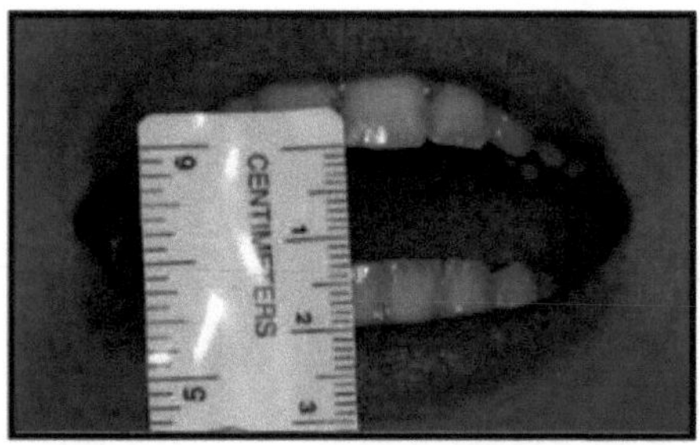

A abertura normal da boca é de 40 a 50 mm, medida entre os dentes incisivos superiores e inferiores.

- As excursões laterais e protrusivas normais da mandíbula são de 8 a 10 mm.
- Muitos autores propõem um ponto de corte de 30 a 35 mm, sendo que um valor inferior a este é considerado uma abertura bucal restrita.
- Outros propõem uma definição gradual de trismo em que a restrição é classificada como ligeira, moderada ou grave, dependendo da magnitude da abertura da boca.

CLASSIFICAÇÃO DAS RESTRIÇÕES DE ABERTURA DA BOCA

1. Katharia S.K. Et Al-

Descrever o sistema de pontuação baseado na abertura da boca presente entre os incisivos centrais superiores e inferiores[18] :

- Pontuação 0: Abertura da boca superior a 41 mm
- Pontuação 1: Abertura da boca entre 37 e 40 mm
- Pontuação 2: Abertura da boca entre 33 e 36 mm
- Pontuação 3: Abertura da boca entre 29 e 32 mm
- Pontuação 4: Abertura da boca entre 25 e 28 mm
- Pontuação 5: Abertura da boca entre 21 e 24 mm
- Pontuação 6: Abertura da boca entre 17 e 20 mm
- Pontuação 7: Abertura da boca entre 13 e 16 mm
- Pontuação 8: Abertura da boca entre 09 e 12mm
- Pontuação 9: Abertura da boca entre 05 e 08 mm
- Pontuação 10: Abertura da boca entre 00 e 04mm

2. Com base na extensão da abertura da boca, Posselt classificou a microstomia em

3 categorias[19] :
1. Ligeiro (41-50mm)
2. Moderado (31-40mm)
3. Microstomia grave (30 mm ou menos)

3. Classificação de Wilkes:

Wilkes classificou a deslocação do disco da ATM utilizando factores como a gravidade da deslocação e o período de tempo em que está presente[20] .

ETAPA	CONCLUSÃO
1.	Sem sintomas mecânicos significativos, sem dor ou limitação de movimentos
2.	Primeiros episódios de dor, sensibilidade articular ocasional e dor de cabeça temporal relacionada, aumento da intensidade do estalido, sons articulares mais tarde no movimento de abertura, início de subluxações transitórias ou bloqueio articular
3.	Múltiplos episódios de dor, sensibilidade articular, cefaleias temporais, bloqueios, bloqueios fechados, restrição de movimentos, dificuldade (dor) com a função
4.	Cronicidade com dor variável e episódica, dores de cabeça, restrição variável de movimentos e evolução ondulante
5.	Crepitação ao exame, raspagem, enxerto, sintomas de trituração, dor variável e episódica

GESTÃO DA RESTRIÇÃO DA ABERTURA DA BOCA

O tratamento dentário para estes doentes é difícil devido ao acesso limitado. Juntamente com a abertura limitada da boca, a rigidez da língua, as constantes mudanças de periferia/vestíbulo na cavidade oral e a perda de sensibilidade tátil do doente, juntamente com as deformidades das mãos, dificultam o tratamento protético[20,21] .

Os doentes que não respondem ao exercício ou à prótese de expansão e que são candidatos a próteses removíveis necessitam de atenção especial e de modificações nas etapas protéticas, tais como moldeiras de estoque modificadas, moldeiras personalizadas seccionais e próteses finais colapsáveis/seccionais ou flexíveis. Para fornecer próteses fixas suportadas por dentes, é necessária uma ênfase especial durante a preparação da coroa e a realização da moldagem, ao passo que nas próteses suportadas por implantes, o procedimento de colocação é difícil, uma vez que a instrumentação necessita de um bom acesso para o posicionamento correto e o paralelismo dos implantes, especialmente nas regiões posteriores. A principal meta e objetivo do tratamento da microstomia são: a reconstrução do esfíncter orbicular para o funcionamento adequado do lábio, a obtenção da simetria labial e a formação de cicatrizes bem posicionadas e sem distorções. A causa e a gravidade da restrição perioral e os requisitos estéticos e funcionais influenciam a seleção do tratamento e os procedimentos. Foram descritas várias técnicas para a reconstrução das comissuras labiais. As possibilidades cirúrgicas incluem z-plastias, enxertos de pele, comissurotomias e retalhos locais. Para além disso, têm sido utilizados vários métodos e desenhos não cirúrgicos para manter uma abertura bucal adequada. Os indivíduos com abertura bucal restrita foram considerados bons candidatos a dispositivos de alongamento intra e extra-orais, aparelhos orais estáticos e dinâmicos e próteses seccionais e colapsáveis. Diferentes tipos de modalidades de tratamento para RMO:

A. Físico

B. Farmacológico

C. Não cirúrgico

- **Ortótese estática**
- **Ortótese dinâmica**
- **Ortótese vertical**

- **Prótese dentária**

D.Cirúrgico

A. FISIOTERAPIA:

Embora a evidência da eficácia da fisioterapia para melhorar a abertura limitada da boca em doentes com cancro seja fraca, é amplamente considerada como a base da terapia e o tratamento de primeira linha. Embora alguns autores tenham iniciado os exercícios durante a radioterapia, outros recomendaram o início da fisioterapia logo após o término do tratamento com radiação. No entanto, todos os autores concordam que adiar a fisioterapia por cerca de um ano após o tratamento oncológico diminui as hipóteses de obter resultados satisfatórios. Quando o tratamento oncológico inclui apenas cirurgia, a fisioterapia deve ser iniciada logo que possível. Os exercícios de mobilização devem ser o principal componente dos programas de fisioterapia, devendo ser administrados exercícios activos em que os doentes utilizam a sua própria musculatura para realizar movimentos na sua maior amplitude de movimento possível e exercícios passivos em que são aplicadas forças externas para alongar os músculos da mastigação. Enquanto os exercícios activos visam reforçar os músculos de abertura da mandíbula (depressores da mandíbula), os exercícios passivos alongam os músculos de fecho da mandíbula (elevadores da mandíbula). As técnicas mais utilizadas são as espátulas de madeira empilhadas entre os dentes superiores e inferiores e utilizadas como cunha e o parafuso de rosca cónica (saca-rolhas), que é rodado gradualmente e força os dentes maxilares e mandibulares a afastarem-se. Estas técnicas podem ser aplicadas de forma contínua ou intermitente, com diferentes graus de força, determinados pelo paciente.

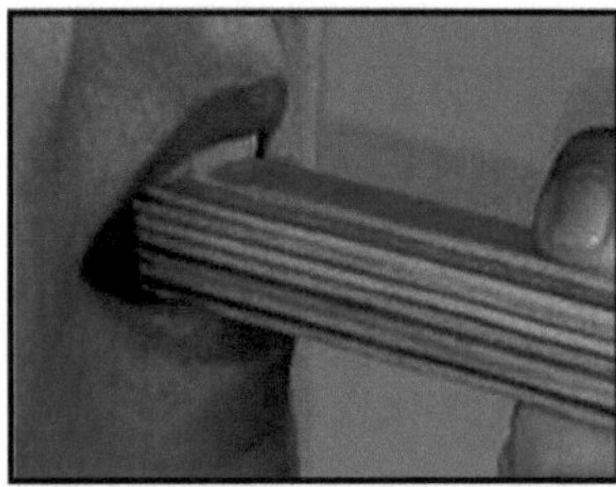

As espátulas de madeira são empilhadas e utilizadas como calço entre os dentes superiores e inferiores para aumentar passivamente a abertura da boca

A terapia pelo calor, a eletroterapia por micro-corrente, a terapia laser de baixa intensidade e outras técnicas complementares podem ser utilizadas para melhorar a circulação, aliviar a dor e o desconforto, aumentar a extensibilidade do tecido de colagénio, diminuir a rigidez das articulações e facilitar as mobilizações.

Foram propostos relatos da sua potencial eficácia na melhoria do trismo; no entanto, são ainda necessários estudos futuros para estabelecer o seu real benefício adicional. Os médicos devem medir regularmente a abertura da boca e estabelecer um objetivo realista para o doente. Após atingir a amplitude de movimento planeada, os auto-exercícios devem ser continuados durante 1-2 anos para manter os resultados[22] .

B. FARMACOLÓGICO:

Na fase inicial da fisioterapia, devem ser prescritos analgésicos, anti-inflamatórios e relaxantes musculares. O controlo da dor e o relaxamento muscular melhoram a qualidade dos exercícios de fisioterapia e aumentam a adesão ao programa de reabilitação. A injeção de toxina botulínica aliviou a dor no trismo pós-radiação, provavelmente através da diminuição dos espasmos dolorosos dos músculos miopáticos. A injeção de toxina botulínica pode ser considerada como uma terapia adjuvante para o trismo induzido por radiação. No entanto, nem a toxina botulínica nem a canábis demonstraram melhorar o aumento da abertura da boca. A fibrose submucosa oral pode ser tratada com terapia vitamínica e esteróides locais ou sistémicos. O doente tem de abandonar os seus hábitos (comer noz de bétel, tabaco, malaguetas, etc.). No caso da esclerodermia, é administrado o medicamento D-penicilamina, que interfere com a ligação cruzada do colagénio e é também imunossupressor para reduzir a gravidade da doença. As doenças infecciosas, como o trismo transitório/tétano/cancurumoris/infecções do espaço oral, podem ser tratadas com antibióticos.

C. PRÓTESE NÃO CIRÚRGICA

a) ORTÓTESE ESTÁTICA

As próteses estáticas são aquelas que, uma vez colocadas, não têm partes móveis. Por conseguinte, a pressão exercida pelo aparelho só pode ser ajustada através de esplintagens em série ou de alterações estruturais básicas. Uma consideração importante na seleção de um aparelho é se este é suportado por tecidos ou por dentes, não se limitando a pacientes adultos edêntulos ou crianças com dentição insuficientemente erupcionada. As ortóteses de origem dentária podem ser removíveis ou fixas, sendo a fixação vantajosa quando a colaboração é um problema. As ortóteses dentárias também proporcionam uma aparência mais aceitável[23] .

I. Aparelhos de origem tecidular

O Aparelho de Prevenção da Microstomia (MPA) é uma tala ajustável constituída por pilares comissurais em acrílico, com duas barras curvas em aço inoxidável entre os pilares. A retenção do aparelho é conseguida através da aplicação de pressão horizontal nas comissuras da boca. Um parafuso de fixação permite que o aparelho seja ajustado em intervalos de 2 mm.

A tala está disponível no mercado em três tamanhos:

- o tamanho pequeno - ajusta-se entre 38 mm e 50 mm
- o tamanho grande - entre 45 mm e 63 mm
- o tamanho extra-grande - entre 60 mm e 95 mm

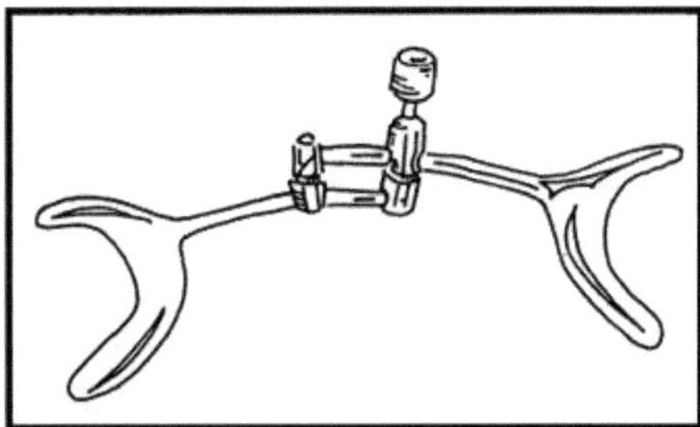

Aparelho de prevenção da microstomia com um parafuso de ajuste para um intervalo de 2 mm.

Vantagens

- A sua disponibilidade e facilidade de adaptação.
- Causa menos sialorreia, perturbações da fala ou fixação dos lábios do que outras talas de microstomia.
- É reutilizável e pode ser devolvido ao fabricante para esterilização e substituição das peças de plástico.

Desvantagens

• O grau de ajustamento da tala pode ser demasiado grosseiro, as pequenas áreas de contacto nas comissuras podem dar origem a úlceras de pressão.

• A barra metálica que atravessa a abertura bucal interfere com o ato de comer e beber.

• O aparelho não é adequado para crianças pequenas, uma vez que pode deslocar-se e provocar asfixia.

• Esta tala proporciona apenas uma expansão horizontal da boca, o que pode não otimizar a abertura oral funcional, especialmente se os lábios tiverem sofrido queimaduras circunferenciais.

Modificações do MPA

McGowan adaptou o MPA fabricando dois ganchos de acrílico que se adaptam aos ângulos da boca. Estes são ligados por barras deslizantes que são bloqueadas por meio de parafusos ortodônticos. Este desenho proporciona uma expansão numa área mais ampla do que o MPA, e oferece um grau de ajuste fino da tala.

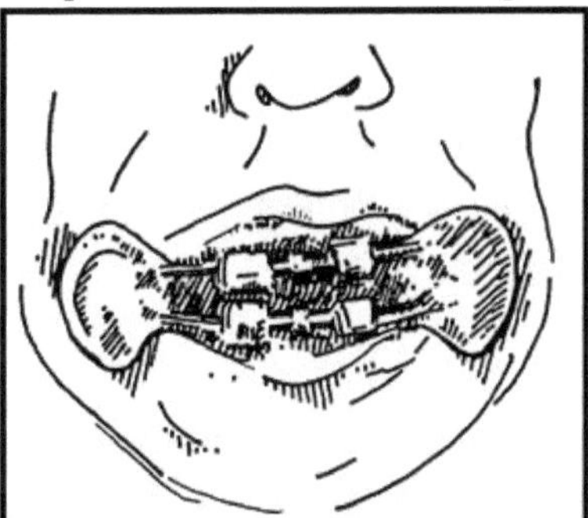

Aparelho de McGowan com barras deslizantes e ganchos de acrílico com uma amplitude de movimento de 5 a 6,5 cm

Silverglade e Ruberg modificaram o MPA utilizando duas falanges acrílicas ligadas por um Hyrax (um dispositivo ortodôntico utilizado para dividir a sutura palatina de forma não cirúrgica) para criar uma expansão gradual confortável e impercetível (0,25 mm) em cada ajuste.

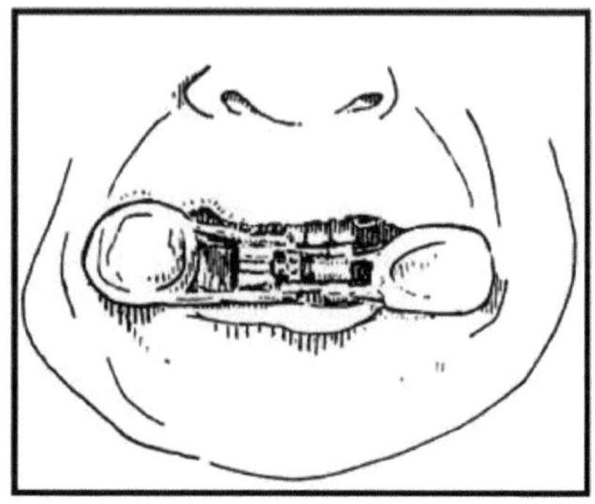

Aparelho expansível com falanges acrílicas que permite ajustes em intervalos de 0,25 mm

Clark e McDade produziram um aparelho de resina acrílica que consiste em dois retractores de lábios e bochechas montados em postes verticais[24] .

Vantagens

- Estes retractores aplicam uma pressão vertical e horizontal nos lábios e uma pressão para fora nas bochechas.
- Pensa-se que a pressão externa na bochecha é importante para aumentar a cavidade oral do paciente edêntulo.
- As barras metálicas e as articulações universais permitem o ajuste durante a aplicação e a remoção da tala, bem como a adaptação a alterações no tamanho da abertura oral.

Desvantagens

- O uso prolongado do aparelho é desconfortável e favorece a respiração bucal, o que tem um efeito de secagem na gengiva.
- É também volumosa, exigindo um certo grau de destreza manual para a sua colocação. Muitas vezes, os doentes não conseguem colocar a tala sem ajuda.
- O tempo necessário para o fabrico (4-6 horas).

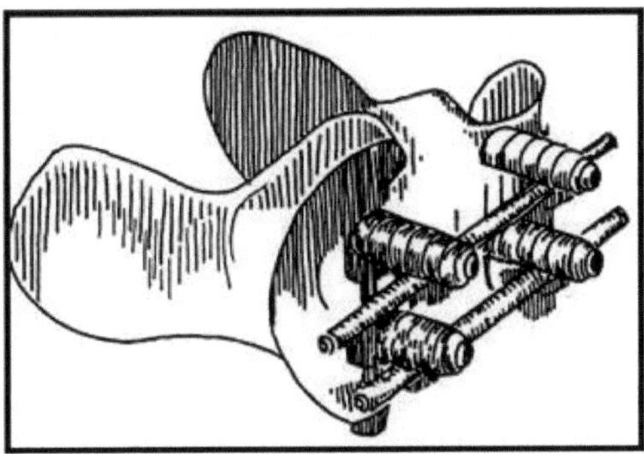

O aparelho Buccal Paddles alonga a abertura oral e as bochechas.

Richardson e Holt et al. descreveram a utilização de uma máscara facial acrílica extra-oral com postes comissurais, que é fixada no local com uma touca ortodôntica 321

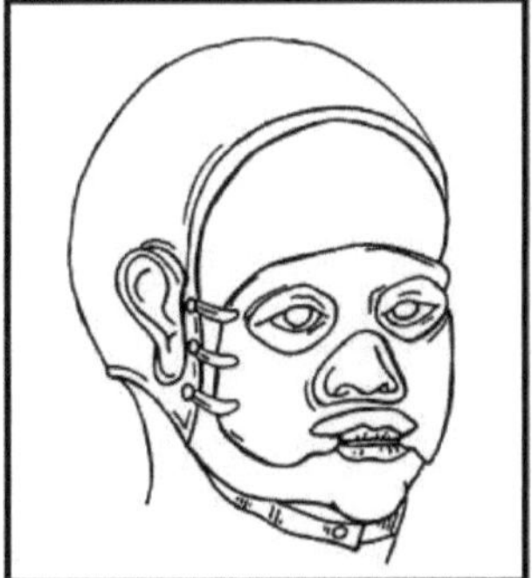

Máscaras faciais com duas hastes em forma de U para manter as comissuras em acrílico transparente com orifícios para ventilação e almofadas sobre a testa e as zonas malares para maior conforto.

Para as crianças que têm uma dentição maxilar incompletamente erupcionada e a consequente dificuldade em reter um aparelho intra-oral, uma tala extra-oral pode ser adequada É necessária uma anestesia geral para obter a moulage facial necessária para o fabrico desta tala[25] .

II. Aparelhos de origem dentária

Colcleugh e Ryan em 1976, e Wright et al. em 1977, foram os primeiros a propor uma ortótese que é ancorada aos dentes para prevenir a contratura da comissura. A ortótese é constituída por uma forma palatina que se encaixa na boca (semelhante a uma contenção ortodôntica), e por postes acrílicos estáticos que sobressaem extra-oralmente nas comissuras. Idealmente, são necessários pelo menos oito dentes maxilares para a ancoragem deste dispositivo[26] .

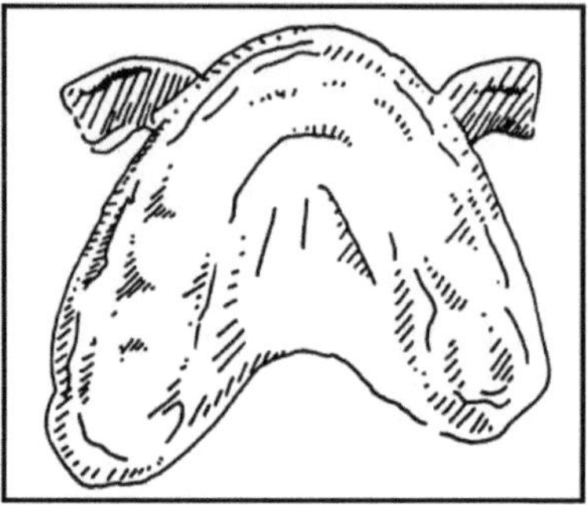

Aparelho Acrylic Posts com superfície palatina e pilares comissurais

A ortótese é ajustada à medida e pode ser concebida como um aparelho amovível ou fixo. A tala amovível facilita uma boa higiene oral, mas pode permitir que o doente não cumpra a utilização da tala. A tala fixa pode ser suturada às gengivas ou cimentada a o s dentes, mas apresenta problemas de higiene oral. Nenhuma das variações oferece um alongamento ajustável e, por conseguinte, pode não ser adequada para queimaduras circum-orais.

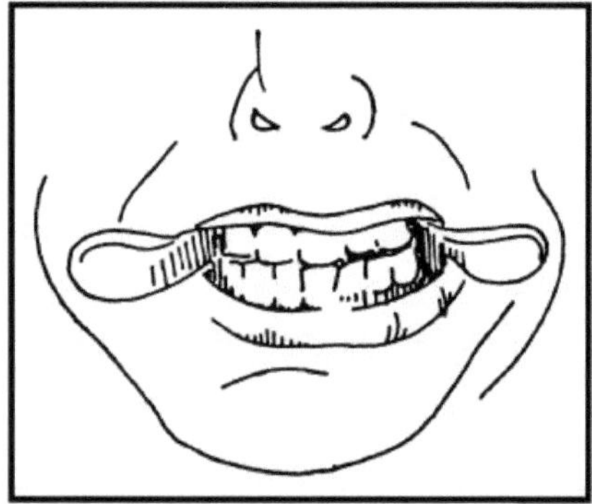

O aparelho para manter a dimensão comissural

Rivers e Silverglade e Ruberg modificaram ainda mais o dispositivo de postes acrílicos. Descreveram um aparelho dentário amovível, semelhante a um protetor bucal, com saliências laterais ou dentes nas comissuras. Fica bem retido pelos dentes, mas pode ser removido para comer e fazer a higiene oral. A continência da saliva é uma vantagem desta tala. A principal limitação é o facto de apenas ser aplicada pressão horizontal[26] .

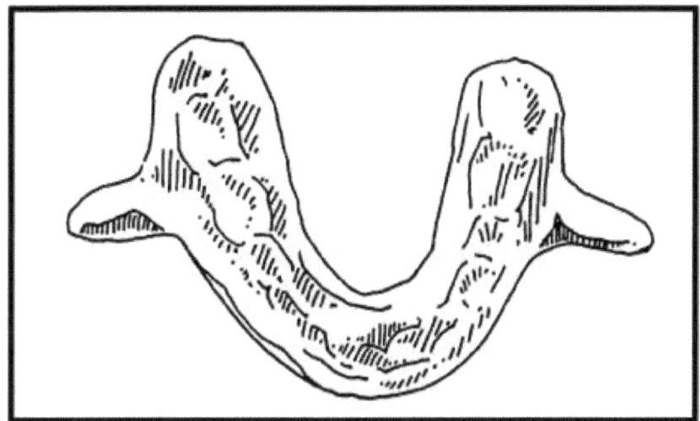

Aparelho Maxilar Removível com pinos de suporte para manter a dimensão comissural

b) TALAS DINÂMICAS (TAMBÉM CONHECIDAS COMO TALAS ACTIVAS/CORRECTIVAS):

A sua vantagem geral em relação aos aparelhos estáticos é o facto de a pressão exercida pelo dispositivo ser ajustável e permitir uma tensão controlada progressiva. Podem ser administrados após a conclusão da cicatrização ou antes da cirurgia para aumentar a massa de tecido no local. SANSPLINT XR Um par de fios de Kirschner em forma de gancho, envoltos em duas pequenas peças de material termoplástico (Sansplint XR), são fixados entre as duas porções comissurais numa posição paralela e deixados deslizar um sobre o outro.

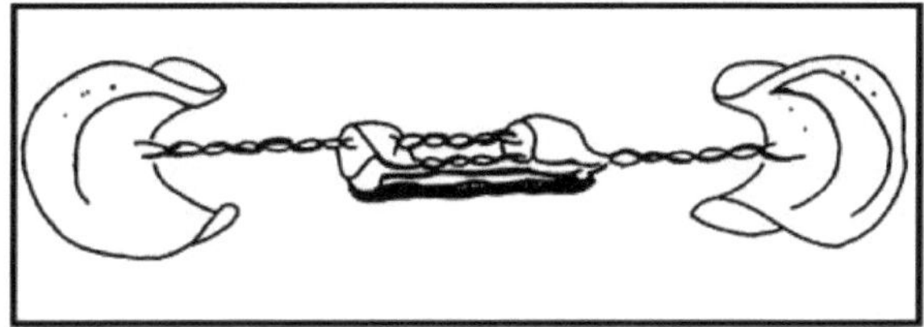

Sansplint X-R composto por dois postes comissurais, ligados por fios deslizantes puxados por elásticos ortodônticos.

Os elásticos ortodônticos são colocados entre os ganchos dos fios para fornecer a pressão necessária contra as comissuras. O retractor circunferencial é fabricado a partir de dois retractores de bochecha fotográficos montados numa estrutura de resina acrílica. Os parafusos são colocados através de ranhuras nos retractores. São utilizadas bandas elásticas de vários tamanhos sobre os parafusos para produzir uma força dinâmica contra os tecidos. Dois retractores podem também ser ligados a fios ortodônticos dobrados sob a forma de armação, mola helicoidal e mola helicoidal tripla. A abertura nas curvas pode aumentar ou diminuir a tensão nos tecidos circum-orais[27] . O aparelho de prevenção da microstomia ou MPA é normalmente utilizado como uma fonte de força estática, mas pode ser adaptado como um dispositivo dinâmico. O diâmetro e o número de elásticos determinam a quantidade de pressão aplicada contra as comissuras. As talas de ancoragem extra-orais podem ser apoiadas na região occipital ou cervical. As suas correias ortodônticas podem ser fixadas aos retractores através de ganchos de arame ou de olhais metálicos. Os retractores de bochecha fabricados em material termoplástico, envoltos em fio ortodôntico, podem ser ligados à cinta cervical com a ajuda de elásticos. Em vez da correia, pode também ser utilizado um torniquete elástico para a fixação cervical. A tensão pode ser ajustada encurtando o torniquete ou dando-lhe nós. A Órtese de Microstomia de Vancouver é um fio de Kirshner em forma de U (160º de ambos os braços com a base) (10cm de comprimento e 1,1mm de diâmetro) envolto em material termoplástico. Os materiais termoplásticos em forma de retractor de bochecha são fixados em ambas as extremidades num ângulo de 140º. Em ambos os braços do U, são efectuados furos para fixar a barra horizontal. O comprimento desta barra pode ser aumentado ou diminuído para ajustar a força. Nair descreveu uma tala comissural dinâmica que tem como componente principal uma seringa de plástico descartável (2 ml). O bico do cilindro e o batente de borracha do êmbolo são removidos, a mola de aço inoxidável (0,3N) é colocada dentro do cilindro e o êmbolo é colocado sobre ele para que a mola possa ser comprimida. Em ambas as extremidades desta unidade são fixadas hastes de acrílico com ganchos de retenção; a mola mantém os ganchos afastados.

c) ORTÓTESE VERTICAL

Foram desenvolvidos dispositivos de microstomia para diminuir as cicatrizes e contraturas impostas pelo processo de cicatrização. Muitos destes dispositivos são úteis para o controlo da restrição da abertura horizontal da boca. Recentemente, outro Davis propôs um dispositivo ortótico eficaz, simples e económico para o aumento do diâmetro vertical da boca e sugeriu que os pacientes deram um feedback positivo para o conforto e facilidade de uso, com aumento da mobilidade da boca e amplitude de movimento. Além disso, foi sugerido 464 Advances in the Study of Genetic Disorders que, a partir de uma avaliação visual, as ortóteses verticais são mais confortáveis de usar por um período prolongado, porque o paciente pode engolir e, com o dispositivo baseado nos lábios, falar enquanto está no **lugar28**.

d) GESTÃO PROTÉTICA

Os doentes com lesões extensas na cabeça e no pescoço devido a traumas ou procedimentos cirúrgicos extensos apresentam frequentemente uma capacidade severamente limitada de abrir a boca. Para o dentista envolvido no tratamento protético de tais pacientes, a abertura máxima restrita leva normalmente a impressões e próteses comprometidas. No tratamento protético, a moldeira de impressão carregada é o maior item que requer colocação intra-oral. Durante os procedimentos de moldagem, é necessária uma abertura ampla da boca para uma inserção e alinhamento correctos da moldeira. Uma vez que isto não é possível em pacientes com capacidade de abertura restrita, é frequentemente necessária uma modificação do procedimento de moldagem padrão para realizar este passo fundamental no fabrico de uma **prótese** bem sucedida29.

Uma abertura bucal máxima mais pequena do que o tamanho de uma prótese completa pode tornar o tratamento protético um desafio. Devido à abertura bucal restrita, a inserção e remoção das moldeiras de impressão é extremamente incómoda, tendo sido utilizadas várias modificações das moldeiras no passado. Entre estas encontram-se as moldeiras flexíveis e as moldeiras seccionais utilizadas com diferentes modos de remontagem dos segmentos extra-oralmente após a realização da moldagem.

Técnica de impressão preliminar:

- **Técnica de tabuleiro flexível**
- **Técnica de tabuleiro seccionado**

1) **Técnica de moldeira flexível:**

Técnica I: Moldes de impressão flexíveis

Nesta técnica, foi utilizada uma moldeira não rígida para obter uma impressão de diagnóstico. O material utilizado consiste numa massa de silicone que foi inserida e moldada na boca antes de polimerizar. Devido à sua natureza flexível, a moldeira de silicone pode ser facilmente inserida e removida.

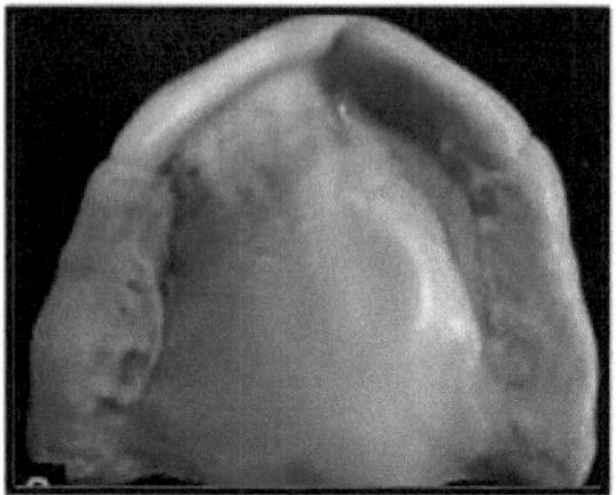

Impressão primária feita

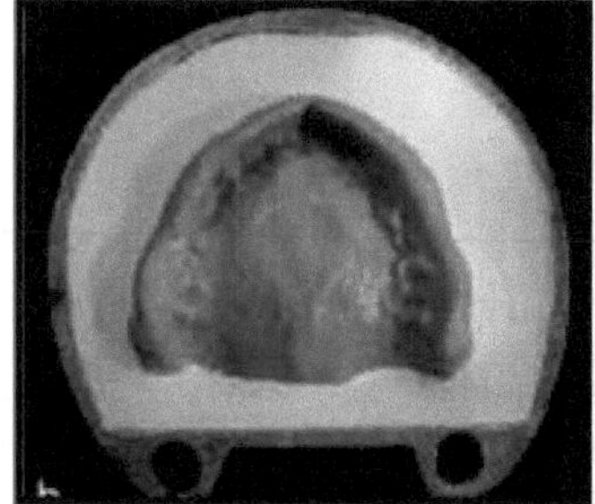

Estabilização antes do vazamento

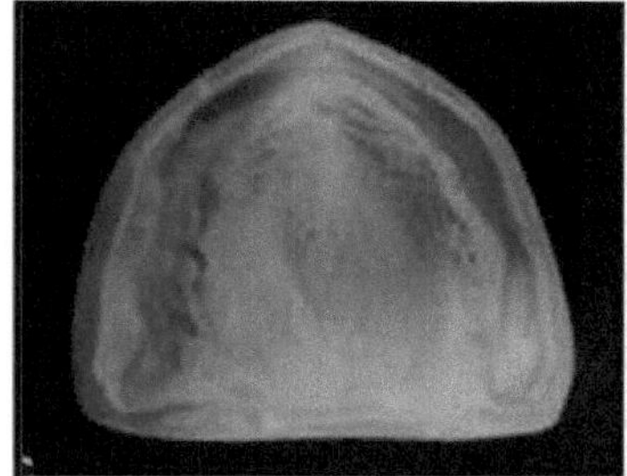

Molde de diagnóstico

Métodos:

- A massa de vidraceiro foi misturada em quantidade suficiente para cobrir todas as regiões anatómicas importantes da arcada.
- Foi adicionada uma quantidade suficiente de acelerador à mistura para reduzir o tempo de presa do material para 1 minuto.
- O material foi então colocado na boca do doente e adaptado a uma superfície

dura e

tecidos moles.

- Deixou-se polimerizar e a moldeira foi rapidamente removida da boca.
- Em seguida, a moldeira foi preenchida com material de silicone injetável e o procedimento foi repetido para obter uma impressão mais detalhada.
- A moldeira de impressão teve de ser estabilizada, colocando-a numa mistura de gesso dentário que não se deslocava, antes de ser encaixotada e vertida. O molde de diagnóstico foi então efectuado.

Técnica II: Tabuleiros de plástico flexíveis

Nesta técnica, foi utilizada uma moldeira de impressão flexível para obter a impressão de diagnóstico e o material utilizado consiste em massa de silicone[30] .

Métodos

- Neste caso, foi selecionada uma moldeira de plástico flexível em forma de ferradura de cavalo (utilizada para a aplicação de flúor).
- Foi utilizada uma broca redonda n.º 8 para efetuar perfurações em muitos locais da superfície.

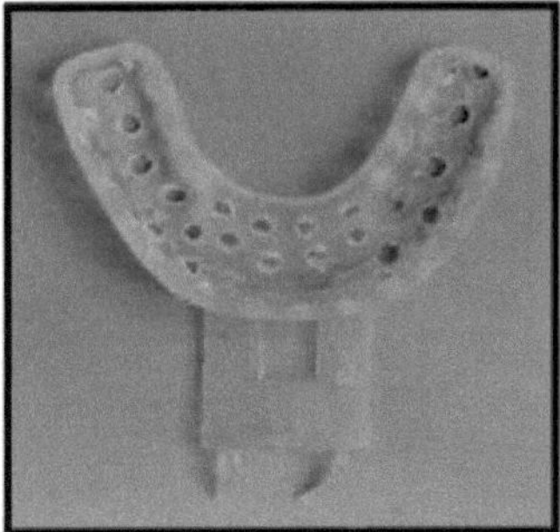

Moldeira flexível utilizada para aplicação de flúor, perfurada com orifícios feitos com broca, para ser utilizada com material de impressão em massa.

- Uma mistura de material de impressão de silicone bem amassado foi colocada na moldeira e moldada sobre a superfície interna da moldeira.
- A bandeja carregada foi apertada o suficiente para ser inserida através da abertura oral limitada e foi encaixada sobre a crista.

• O material foi adaptado ao palato com a pressão dos dedos, e o tecido foi utilizado para moldar o material à volta da periferia.

• Depois de o material estar quase endurecido, foi removido da boca e os cortes inferiores e as porções excessivamente estendidas do material de impressão foram aparados, criando assim uma moldeira de impressão individualizada.

• Posteriormente, foi efectuada uma impressão de lavagem nesta moldeira individualizada com material de impressão de silicone de corpo leve.

• Depois de o material ter sido fixado, a impressão é examinada quanto aos pormenores e o molde é preparado.

Técnica III: Moldeiras de impressão flexíveis reforçadas Métodos

• Trata-se de um método modificado da Técnica I.

• Aqui, a moldeira flexível feita de material de silicone putty foi reforçada com um dispositivo acrílico em forma de "U" com uma barra transversal que liga os dois braços.

• Um fio ortodôntico de calibre 19 foi moldado em forma de "U", correspondendo à forma da arcada.

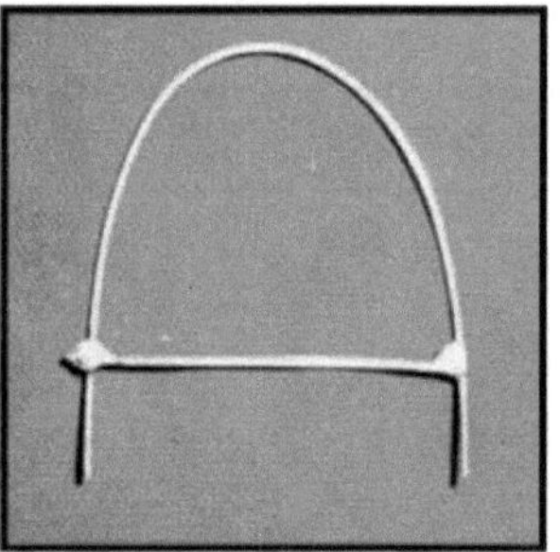

Arame de reforço

• Uma barra transversal feita de arame de dimensão semelhante foi soldada para ligar os dois braços do arame em ferradura.

• Este foi encapsulado em resina de polimerização automática para uma resistência adicional. Esta foi incorporada na impressão de massa enquanto está a polimerizar na boca.

• Este facto ajudou a evitar o excesso de flexibilidade da impressão e impediu a sua distorção durante a remoção da boca e, mais tarde, durante o vazamento da impressão.

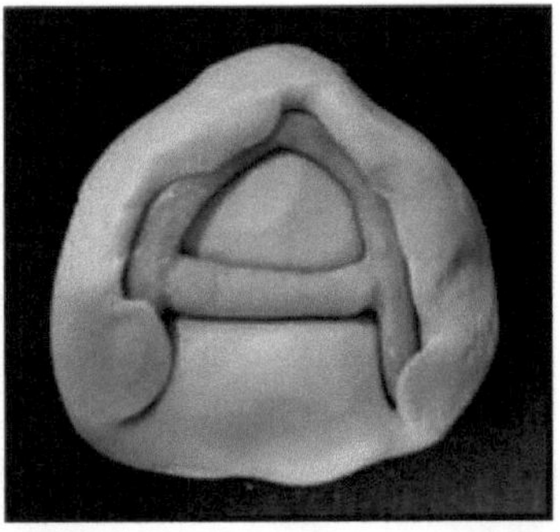

Dispositivo de reforço concluído

2) TÉCNICAS DE TABULEIROS SECCIONADOS

As moldeiras seccionais são de diferentes tipos. Podem ser segmentadas antero-posteriormente ou mediolateralmente. Vários autores descreveram desenhos simples para unir os segmentos de impressão extra-oralmente.

Técnica IV: Tabuleiros de stock seccionados antero-posteriormente

- Nesta técnica, as impressões preliminares para ambas as arcadas foram obtidas através de moldeiras seccionadas.
- Utilizando um paquímetro, foi medida a largura da arcada da mandíbula e da maxila.
- Em seguida, foram seleccionados dois tabuleiros idênticos para ambas as maxilas correspondentes às medições.
- O primeiro conjunto de moldeiras para cada maxilar foi cortado ântero-posteriormente em duas secções com um disco seguindo uma linha que dividia a moldeira em peças de um terço e dois terços passando para o lado direito da linha média.
- A secção maior do tabuleiro incluía a pega. Este tabuleiro foi fabricado com a mesma largura da abertura da boca do doente para permitir uma fácil inserção na cavidade oral.
- Ao mesmo tempo, era suficientemente grande para registar o máximo possível das estruturas orais para além da linha média.
- As segundas moldeiras foram cortadas no sentido ântero-posterior, no lado

esquerdo da linha média. A largura destas moldeiras foi semelhante à das primeiras moldeiras.

Métodos:

- A impressão preliminar do lado esquerdo da arcada maxilar foi efectuada com material de impressão elastomérico utilizando a primeira moldeira.
- A segunda moldeira foi utilizada para efetuar a impressão do lado direito.

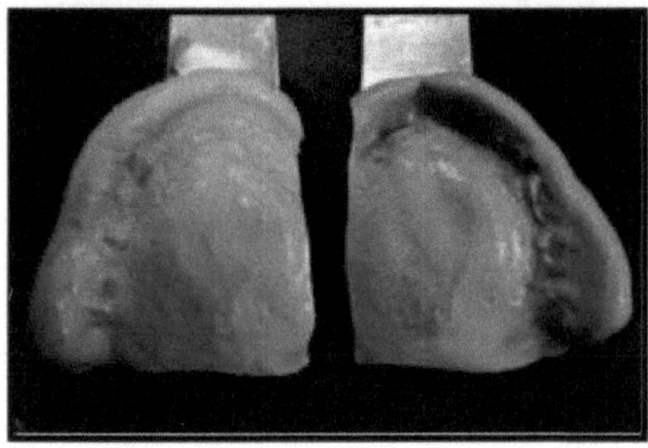

Técnica de moldeira seccionada anteroposteriormente

- Em primeiro lugar, o lado direito do molde foi preenchido com gesso dentário.
- Depois de endurecido, o lado esquerdo da impressão foi posicionado sobre o gesso e vertido, tendo o cuidado de não deslocar o gesso assente na impressão, e foi mantido com a pressão dos dedos até o gesso endurecer.

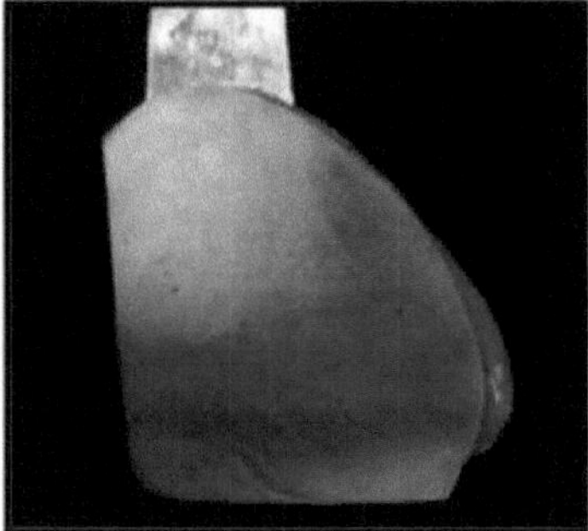

Metade vertida

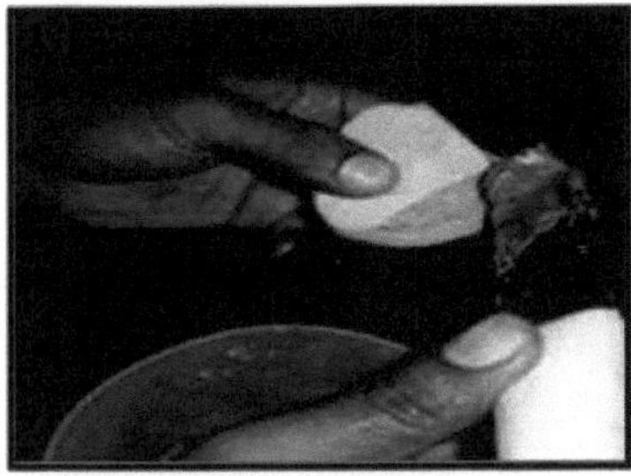

Vertente da segunda metade

- A impressão mandibular foi efectuada e vazada da mesma forma.

Técnica V: Tabuleiros de stock seccionados mediolateralmente

- Nesta técnica, as bandejas de estoque seleccionadas foram seccionadas mediolateralmente em vez de serem seccionadas anteroposteriormente como na técnica **anterior31**.
- Uma broca de carboneto de tungsténio foi dividida em 3 peças de igual comprimento (14 mm cada).

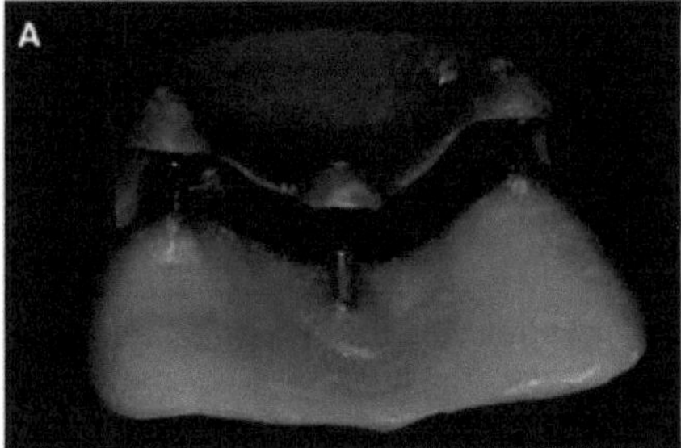

Vista da moldeira de impressão de 2 peças concluída

- Uma das secções da broca foi colocada no topo da região da crista alveolar direita e outra no topo da região da crista alveolar esquerda da moldeira.
- A terceira secção da broca foi colocada na secção média palatina da moldeira
- O tabuleiro de resina acrílica e as 3 secções de broca foram lubrificados com vaselina e um segundo tabuleiro, utilizando a mesma resina acrílica, foi fabricado para deslizar sobre as secções de broca do primeiro tabuleiro.

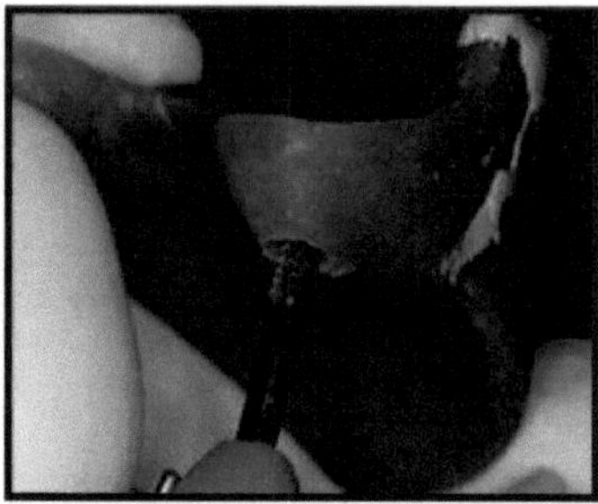

Os orifícios do segundo tabuleiro foram alargados para facilitar o deslizamento

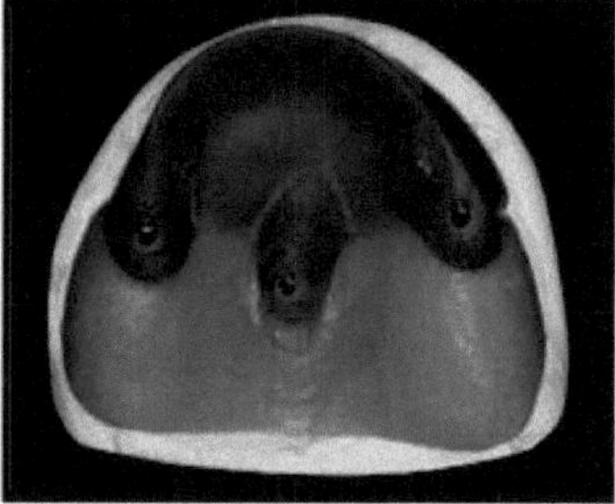

Moldeira de impressão sobre molde

- A moldagem é efectuada primeiro no segmento posterior e, em seguida, o segmento anterior foi utilizado para efetuar a moldagem com a moldagem posterior na boca.
- Ambas as impressões foram retiradas separadamente, montadas e vertidas com gesso dentário.

Técnica VI: Tabuleiros de plástico com blocos de construção

- Neste caso, foi selecionada uma moldeira de plástico adequada que correspondia às medidas da largura da arcada do rebordo do paciente, medidas com um paquímetro.
- O gesso ou pedra dentária artificial foi vertido na moldeira de plástico para formar uma matriz. Para assegurar o ajuste subsequente da moldeira na matriz, a moldeira foi removida e reinserida na matriz.
- O tabuleiro de plástico foi cortado em duas secções com um disco, a secção maior para incluir a pega.
- Foram seleccionados três blocos de construção de plástico (brinquedo) para aproximar o tabuleiro seccionado de uma única unidade. Dois deles tinham a mesma dimensão, ou seja, 16 mm × 8 mm × 3 mm, e o outro tinha o dobro do

comprimento, ou seja, 32 mm × 8 mm
× 3 mm.

• Os dois blocos mais pequenos foram montados por baixo do bloco maior. Todo o conjunto foi colocado no tabuleiro seccionado sobre a zona seccionada.

• Os blocos mais pequenos foram depois unidos ao tabuleiro com resina de polimerização automática. O bloco maior foi unido ao bloco mais pequeno que estava ligado ao segmento mais pequeno do tabuleiro (segmento do tabuleiro que não tinha a pega).

No procedimento clínico, a moldagem foi efectuada primeiro com hidrocolóide irreversível utilizando a moldeira seccional maior. O excesso de material de moldagem foi aparado até ficar nivelado com a moldeira. Com esta moldagem na boca, foi efectuada a moldagem no segmento mais pequeno da moldeira.

Quando as impressões estavam na boca, foi aplicada pressão sobre os blocos de construção até o material assentar. Uma vez o material endurecido, o segmento mais pequeno foi desmontado e removido antes de remover o segmento maior e foi novamente montado fora da boca antes de verter o molde.

Técnica VII: Técnica com massa de impressão

Conroy e Reitzik explicaram uma técnica de impressão seccional utilizando um composto de impressão[32] .

✓ Em primeiro lugar, foi efectuada uma impressão seccional e esta foi cortada até à linha média. Foi aplicada vaselina em toda a impressão e esta foi reposicionada na arcada.

✓ Depois, a impressão da outra secção foi feita com massa de impressão. Ambas as impressões foram removidas e montadas novamente fora da boca e foram vertidas para obter um molde preliminar Al-Hadi e Abbas utilizaram massa de impressão para efetuar uma impressão preliminar do rebordo edêntulo mandibular de um doente com microstomia induzida cirurgicamente.

✓ Dividiram a crista em três segmentos, dois posteriores e um anterior que se estende entre os caninos. A massa de impressão foi moldada de forma a corresponder a estes segmentos para obter impressões segmentares.

✓ Foram vertidos em gesso dentário. As moldeiras especiais foram fabricadas, experimentadas e as impressões foram efectuadas individualmente.

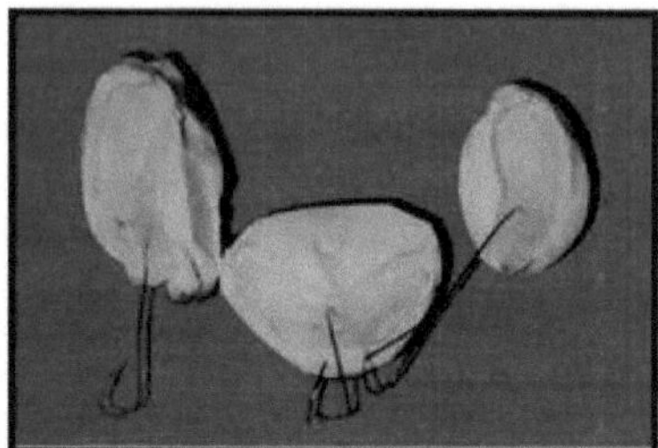

Tabuleiros individuais seccionados com pegas

✓ Os três segmentos da impressão foram estabilizados na boca com composto antes de serem retirados como uma única impressão.

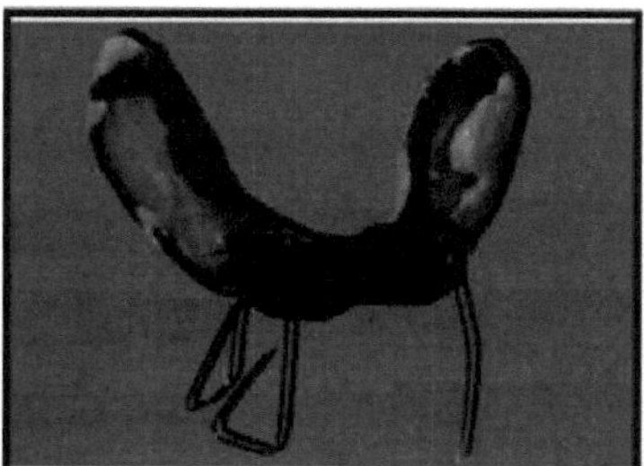

Impressão final montada com chave termoplástica

✓ Esta impressão foi vazada e foi fabricada uma moldeira segmentar especial neste molde para a impressão secundária.

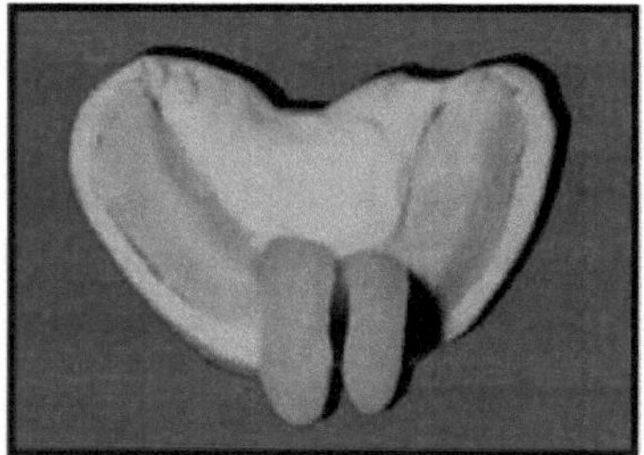

Tabuleiro individual em duas secções

Técnica VIII: Técnica dos pinos cruzados e das ranhuras

O pino cruzado colocado numa secção e a ranhura colocada na outra secção da pega do tabuleiro utilizando a máquina Pindex foi proposto por Prasad et al[33] .

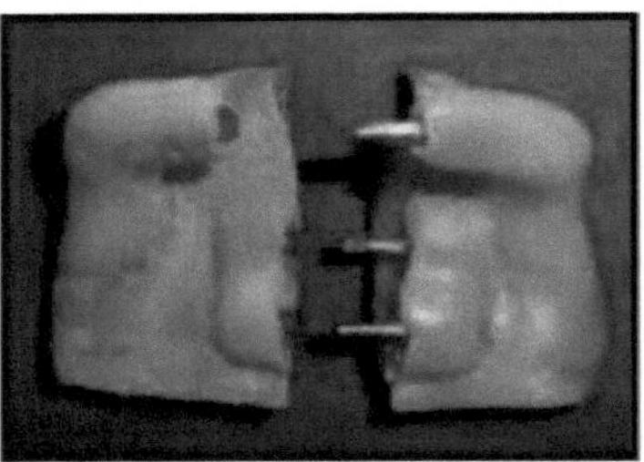

representa uma moldeira maxilar em corte com ranhuras

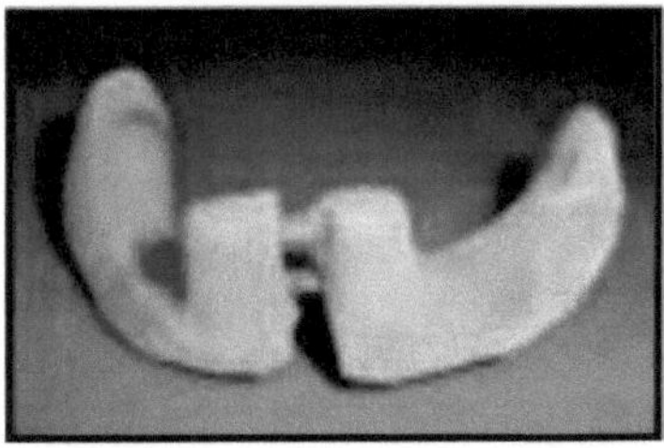

representa a bandeja seccional mandibular

Foi utilizado composto de moldagem para efetuar impressões preliminares e o excesso de material que atravessava a linha média foi aparado até ficar nivelado com a margem. O molde primário foi vazado depois de as secções da moldeira terem sido remontadas extraoralmente.

Técnica IX: Técnica com ímanes

Nesta técnica, um íman foi embutido no acrílico formado em torno da pega de uma metade do tabuleiro de corte e uma placa de metal foi fixada na outra metade.

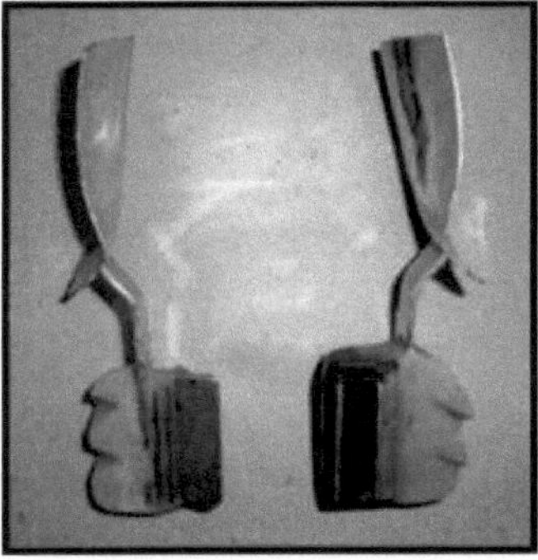

Tabuleiros de stock direito e esquerdo com íman incorporado nas pegas

Foi feito um bloco de resina acrílica com 2 × 1,5 × 2 cm na pega de uma das secções da moldeira. Um íman retangular de 1,5 × 1 × 1,5 cm foi colocado sobre o suporte metálico incorporado no bloco acrílico. Aplicou-se vaselina nas ranhuras e na superfície do bloco acrílico.

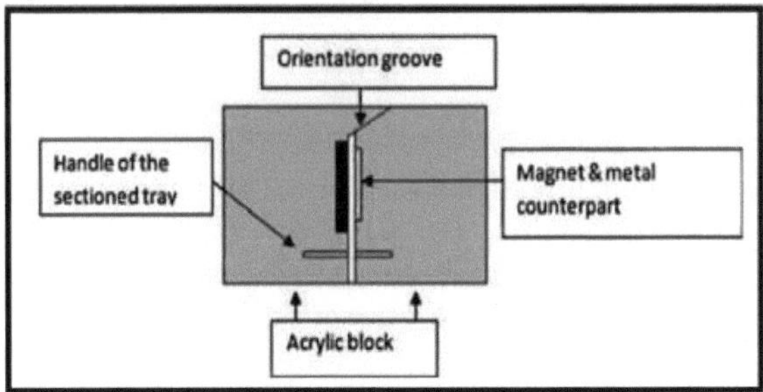

Após a realização das impressões seccionais, as duas metades da impressão foram alinhadas fora da boca com a ajuda da atração magnética.

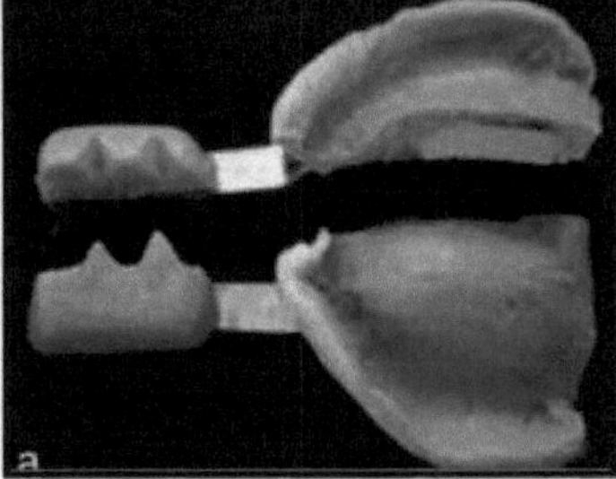

Tabuleiro seccionado com ímanes

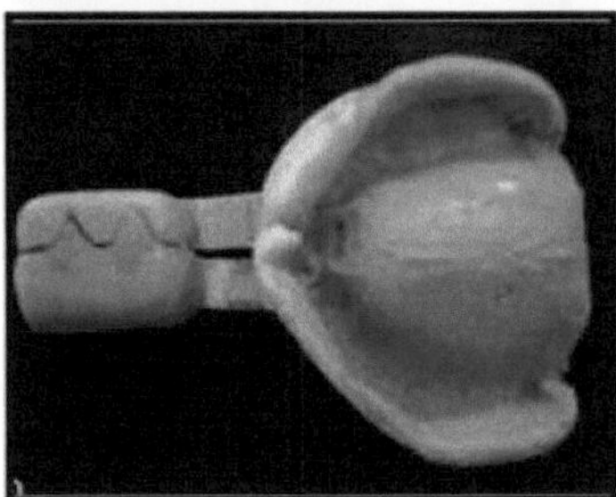

Tabuleiro montado com impressão

MODIFICAÇÕES NOS PASSOS PROTÉTICOS

Durante a realização de uma impressão, é normalmente utilizada uma moldeira de reserva. Foram sugeridas várias modificações nas moldeiras para acomodar uma abertura de boca pequena[34] .

Passo protético	Modificação	Tipo de acessório utilizado	Observações
Impressão primária Tabuleiro de stock	2/3 secções 2 secções que ultrapassam a linha média 2 secções	Modelação da indexação do composto/gesso nas junções, intra-oralmente Sem acessórios A parte sobreposta do tabuleiro ajuda na orientação Blocos de construção em plástico LEGO à volta da junção	Distorção durante a remoção da boca ou durante o vazamento da impressão Difícil de estabilizar em pacientes edêntulos Exato, mas complicado
Sem tabuleiro	Prótese bem ajustada no pré-operatório	Não	Método fácil
	Material de impressão duro como Putty material de impressão elastomérico	Não	Distorção
	Utilizar o material de registo oclusal utilizado para fazer a impressão sem moldeira; uma vez definido, este pode ser utilizado como molde da moldeira para fazer a luz impressão corporal	Não	Distorção
	Semelhante ao anterior, mas utilizando uma lâmina de língua para suportar o modelo do tabuleiro	Não	Distorção

Impressão secundária/final	Duas secções que se estendem para além da linha média	Sem acessórios A parte sobreposta do tabuleiro ajuda na orientação	Difícil de estabilizar em pacientes edêntulos
	Duas secções com fixações na linha média	Junta de topo Barbatanas do sistema de fecho com trinco Chave e rasgo de chaveta Orifícios para buchas e uma junta de parafuso para um conetor rígido Parafuso de expansão ortodôntico Bloqueio anterior (fixação de precisão) e posterior (botão de pressão)	Exato mas complicado Exato mas complicado Exato mas complicado Exato mas complicado Exato mas complicado Exato mas complicado Exato mas complicado
	Três secções	Modelação do índice composto	Exato, mas complicado
	Duas secções de tabuleiro flexível	Dobradiça no centro com elásticos e fio dentário	Exato, mas complicado
	Duas secções	Blocos LEGO Três barras metálicas colocadas verticalmente Pinos metálicos colocados verticalmente e um bloco acrílico	Exato mas complicado Exato mas complicado Exato mas complicado

RELAÇÃO DE MAXILAS:

Durante o registo da relação da mandíbula, as bases de registo, juntamente com os aros oclusais, devem ser fáceis de colocar e devem permanecer estáveis durante o procedimento. Por conseguinte, recomenda-se que as bases de próteses seccionais permanentes sejam fabricadas com uma articulação flexível que permita uma reorientação fácil.

CONCEPÇÃO DA PRÓTESE:

Foram descritos na literatura vários desenhos de próteses para pacientes com acesso intra-oral limitado. As próteses seccionais que podem ser introduzidas separadamente e montadas intra-oralmente e/ou próteses colapsáveis que podem ser dobradas durante a inserção e reabertas intra-oralmente são, por vezes, as únicas opções para a prótese final[35] . O monobloco flexível e não colapsável (valplast) pode ser utilizado para próteses mandibulares e próteses maxilares sem palato/ sem teto. O acompanhamento a longo prazo revelou que a escolha de uma prótese flexível é uma solução adequada para uma abertura bucal restrita, para restaurar a estética e a função sem danificar as estruturas circundantes, desde que a abertura bucal permita a sua deslocação para dentro e para fora[36] .

1. Sobredentaduras com retenção radicular: baseiam-se no princípio da prótese reconstrutiva para preservar os dentes naturais ou as suas raízes durante o maior tempo possível. A retenção pode ser conseguida através da fixação de bola e encaixe, o que permite ter uma prótese bem retida com extensões mínimas de flange, permitindo assim uma colocação fácil na cavidade oral. Lee desenvolveu o sistema de desenho de prótese parcial de duas partes, em que cada componente tinha uma via de inserção individual. Ambas as partes eram mantidas juntas no interior da boca por parafusos em miniatura.

L'Estrange e Pullen-Warner-

✓ Introduziu um dispositivo de pino dividido e manga para unir os componentes da prótese.

✓ Este sistema apresentava duas vantagens:

✓ A cavilha foi fabricada a partir de arame Wiptam e, por conseguinte, facilmente fixada às peças fundidas em cobalto-crómio.

✓ O pino também pode ser substituído para acomodar o desgaste resultante do bloqueio por fricção. Em comparação com este método, as fixações de ancoragem são mais pequenas e mais compactas do que as cavilhas bipartidas.

✓ O pino Dalla Bonanonresilient foi o primeiro acessório de ancoragem. Isto é indicado quando a trajetória de inserção do segundo componente da prótese está em ângulo reto com a do primeiro componente[37] .

Segal-

Descreveu uma técnica na qual um acessório existente padrão não resiliente, como o Rotherman ou um acessório de clipe de barra Ackerman, foi soldado a uma estrutura de molde para fabricar uma prótese dividida maxilar simplificada. Contudo, na prótese seccional retida por íman, as duas partes são mantidas em posição na boca através da utilização de ímanes. É principalmente indicada para um maxilar com condições de desdentação parcial com rebaixamentos graves ou abertura de boca limitada[38] .

Benetti-

Descreveu uma técnica de prótese colapsável para fazer uma dentadura completa que consiste em duas peças unidas por uma haste de aço inoxidável colocada palatalmente aos incisivos centrais. A haste actua como uma dobradiça para esta prótese dobrável. Com um desenho semelhante, a prótese completa foi fabricada em duas metades; ambas as metades foram unidas rigidamente por uma haste de aço inoxidável que é inserida em três tubos na região palatina da prótese completa. A haste, que é amovível, foi fixada ao incisivo maxilar direito, que serviu como dente e como pega para a haste. A utilização de uma dobradiça simples, feita à medida, entre um braquete ortodôntico de aço inoxidável com um tubo vestibular e um fio de aço inoxidável de 1 mm, também é defendida para a prótese colapsável mandibular. No lado lingual, dois segmentos são unidos por uma dobradiça que a torna colapsável, enquanto o lado labial é fornecido com um fecho de balanço para a tornar estável após o assentamento. A prótese também pode ser fabricada em três segmentos, nos quais dois segmentos posteriores são articulados para os tornar colapsáveis durante a inserção e após a colocação e um terceiro segmento anterior é anexado para a tornar numa estrutura única rígida[39] .

Vários acessórios foram descritos para fixação do terceiro segmento com os outros dois. O terceiro segmento anterior triangular pode ser fixado aos dois primeiros segmentos articulados usando dois pinos de fixação para completar a base e mantê-la rígida. A matriz de cada pino de fixação foi colocada na região canina de cada um dos dois segmentos articulados principais. As matrizes dos pinos de fixação foram colocadas no ponto apropriado da terceira secção destacável. Da mesma forma, duas secções posteriores articuladas com uma dobradiça de clipe no centro podem ser fixadas à terceira parte anterior com ímanes dentários. Noutro desenho, as coifas telescópicas foram preparadas sobre dois segmentos articulados posteriores, enquanto as coroas telescópicas eram uma parte do terceiro segmento que se encaixa sobre as coifas para fazer da prótese uma unidade rígida única.

Conroy e Reitzik

Colocou um conjunto de fecho de arame forjado para encaixar os rebaixos dentários no segmento inferior em vez de coroas telescópicas na terceira parte para fixação sobre as duas primeiras partes (segmentos inferiores) num desenho semelhante. O autor também mencionou a utilização de um topógrafo para preparar os canais de recesso palatino entre o segundo pré-molar e o primeiro molar, a terceira peça foi fabricada para encaixar neste recesso para bloqueio.

Gay e Kent:

Concebeu uma prótese tripartida, na qual a prótese maxilar foi inicialmente fabricada e dividida em duas partes iguais. Cada parte tinha dois encaixes de semi-precisão Zest colocados nas secções palatinas. De seguida, foi fabricada uma ponte ou palato de resina acrílica com quatro encaixes Zest correspondentes. As duas metades da prótese foram unidas intra-oralmente pela placa de resina acrílica para obter uma prótese estável, mas este desenho pode restringir o espaço para a língua. Noutro desenho, as duas metades da prótese podem ser colocadas em caudas de andorinha verticais e horizontais, individualmente ou em conjunto, para manter as duas partes como uma unidade única.

2. Prótese parcial fixa suportada por dentes:

Durante a preparação dos dentes e durante a moldagem, é difícil registar a linha de chegada e outros pormenores, pelo que se pode utilizar uma peça de mão pedodôntica de cabeça pequena e um espelho bucal de cabeça pequena.

Diferentes técnicas e modificações de próteses para microstomia

Ano	Autor	Técnica
1983	Naylor e amnor et al	Exercício de aumento oral para aumentar a
		abertura vertical que coloca um pequeno feixe de língua
		entre a superfície oclusal do
		dentição oposta ou prótese
1989	Mccord et al	Prótese seccional completa. Ambas as metades unidas
		por um poste de aço inoxidável.
1992	Wahle et al	Prótese completa com bloqueio de balanço mandibular
		com uma estrutura de crómio fundido com um
		dobradiça lingual e um balanço labial convencional

		fechadura.
1999	Ansgar et al	Prótese completa mandibular removível articulada
		utilizando uma técnica de moldeira de impressão seccional e uma
		mecanismo de dobradiça feito à medida.
2000	Suzukiy et al	Prótese colapsada em corte. Sistema telescópico
		fabricar com a técnica "cast on" utilizando co-cr-ti
		liga.
2002	A-1 Hadi et al	Completamento mandibular seccionado
		incorporado com ligações de resina acrílica no
		forma de cauda de andorinha.
2002	Watanable et al	Prótese completa colapsada seccionada com
		dobradiças da linha média lingual e palatina e ferro fundido
		acessório magnético de platina.
2005	Yenisy et al	Prótese mandibular colapsada em corte, utilizando um
		dobradiça lingual da linha média
2005	Geckii et al	Prótese colapsada seccionada com Co-Cr-Mo
		liga.
2006	Cheng et al	Barra de tecido de implante endósseo retida
		sobredentaduras
2007	Jivanescu et al	Prótese completa flexível seccionada na
		linha média com um disco
2008	Rahul et al	Prótese completa em corte, utilizando o botão de pressão para
		unir as secções do tabuleiro.
2009	Prithvi et al	Prótese seccional com corpo pesado e leve
		material de impressão de silicone.
2011	Sharma et al	Maxilar colapsado articulado e mandibular
		prótese completa seccionada e articulada com
		RPD anterior.

Sempre que a microstomia não é controlável por outros procedimentos, os procedimentos de moldagem modificados e o desenho da prótese facilitam a reabilitação protética[40] .

IMPLANTES:

McGill considerou a sobredentadura mandibular retida por dois implantes como o padrão de tratamento para pacientes edêntulos.As próteses fixas ou aparafusadas implanto-suportadas são as opções para pacientes completamente edêntulos.No entanto, requerem a colocação de um número suficiente de implantes para suportar a carga oclusal.Em pacientes com microstomia, o acesso não permite a colocação de um maior número de implantes. O conceito de arcada dentária reduzida é o protocolo mais adequado para estas condições.

Langer e Langer defenderam a colocação de dois implantes endósseos no maxilar e o fabrico de uma sobredentadura maxilar completa retida por uma barra e um clip de fixação[41] .

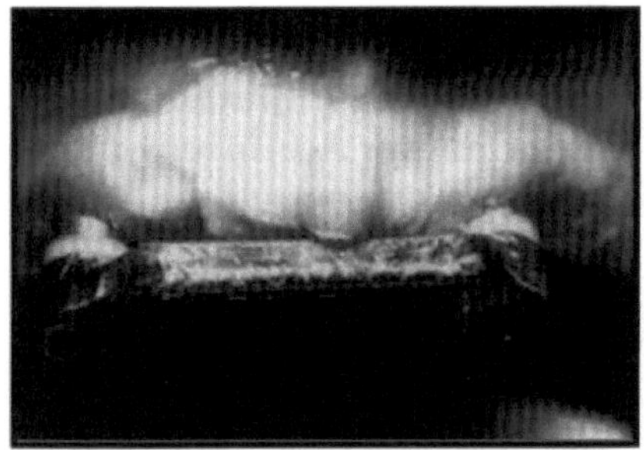

Barra no local com elementos intramóveis.

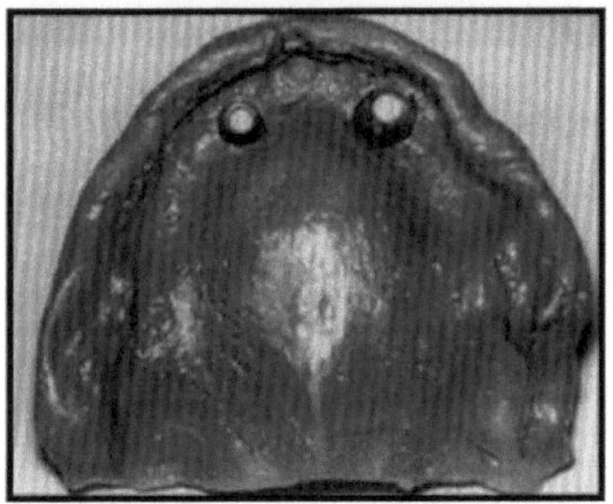

Impressão maxilar com conetor intramóvel e pinos de fixação. Observa-se um sulco raso e distorcido na região da tuberosidade direita.

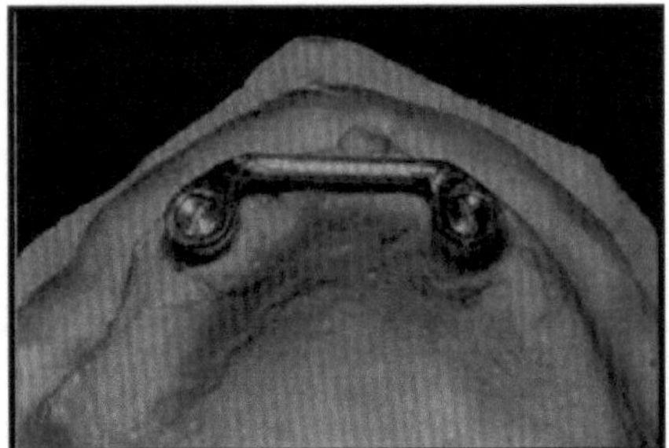

Fixação de barra

Cheng et al. e Marianna Pasciuta et al. também defenderam duas sobredentaduras suportadas por implantes. Foram seleccionados acessórios resilientes de baixo perfil.

Estas abordagens resolveram o problema da retenção, mas não resolveram o problema da inserção.

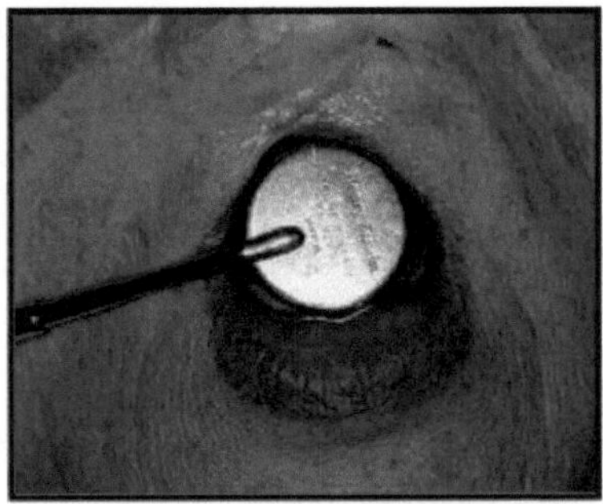

Vista frontal da cavidade oral aberta, com espelho dentário normal (diâmetro de 22 mm) para comparação.

O diâmetro estimado da abertura oral era inferior a 28 mm

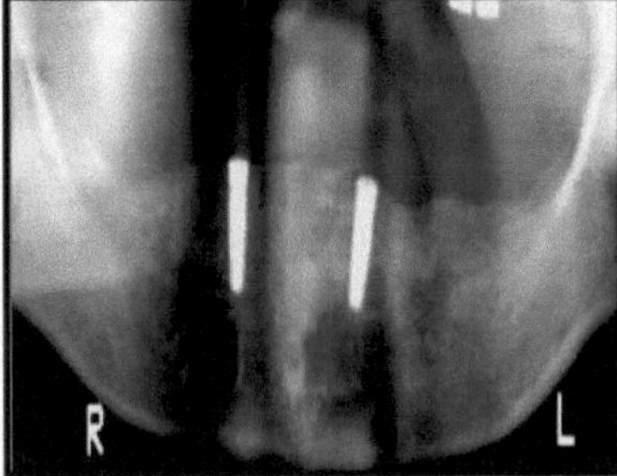

Foram colocados dois implantes endósseos nas regiões do canino mandibular

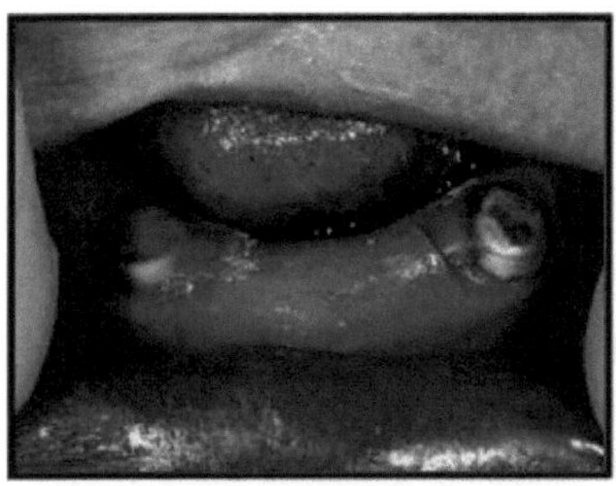

Componentes da matriz de acessórios fixados à base de prótese polimerizada a quente utilizando resina acrílica autopolimerizada.

Em certos casos, como a epidermólise bolhosa, a formação de bolhas resulta da fricção mecânica da prótese na mucosa. Nesta situação, é provável que uma prótese fixa seja mais confortável para o doente, uma vez que é completamente suportada por implantes e tem um contacto limitado sem carga com a mucosa, limitando assim a possibilidade de ulcerações dos tecidos moles[42] .

Patel et al. propuseram quatro implantes na mandíbula que suportam a prótese parcial fixa até um curto espaço dentário. No entanto, neste caso, a eficiência mastigatória é muito reduzida devido à cobertura limitada da prótese[43] .

Haas colocou sete próteses completas fixas maxilares suportadas por implantes em pacientes com esclerodermia. Por conseguinte, o conceito de arcada dentária reduzida é o mais adequado para esta condição[44] .

A prótese de sobredentadura requer uma certa quantidade de espaço para uma espessura adequada da base da prótese e para alojar os componentes protéticos.

O espaço interarcos limitado também pode limitar a escolha dos componentes protéticos. As modificações mencionadas nas técnicas de moldagem e nos desenhos das dentaduras também podem ser aplicadas às próteses implanto-suportadas.

Prótese maxilofacial

Quase todas as cirurgias maxilofaciais periorais, com ou sem radioterapia, levam à fibrose e, finalmente, resultam na redução da abertura bucal. Em 1983, Lauciello et al. sugeriram a fabricação de um obturador flexível para pacientes com abertura bucal severamente limitada, usando silicone ou até mesmo um material flexível de resina de vinil para protetores bucais. No entanto, advertiram que esses materiais estão longe de ser ideais e, em um caso médio de maxilectomia, seriam inadequados[45] .

Em 1990, Boris Schwartzman et al. realizaram um estudo fotoelástico de vários desenhos de retentores para obturadores definitivos e seu efeito sobre os dentes naturais durante forças gravitacionais sobre a prótese. Concluíram que, uma vez que a força da gravidade está sempre ativa sobre uma prótese maxilar, o desenho de um obturador deve minimizar o seu peso, caso contrário, induziria efeitos prejudiciais sobre os dentes remanescentes, que são envolvidos por partes retentivas do obturador. Ao comparar as tensões induzidas pela gravidade para os vários desenhos de estrutura estudados, observou-se que os desenhos que usaram retenção palatina produziram tensões mais elevadas do que aqueles que usaram retenção vestibular. Os maiores efeitos de tensão foram observados nas regiões de pré-molares e molares e foram indicativos de torção desses dentes. Este achado é consistente com os resultados obtidos anteriormente para load aplicado oclusalmente[46] . Para reduzir o peso da prótese, foram mencionadas na literatura várias técnicas de fabrico de próteses ocas. Na ressecção parcial da maxila, a retenção pode ser obtida através da extensão/retenção nasal. Cheng et al. sugeriram os seguintes pontos em pacientes com maxilectomia. O polissiloxano de vinil pode ser utilizado como moldeira para a moldagem, uma vez que a abertura oral do doente é limitada para a colocação da moldeira. Este material pode ser distribuído manualmente por via intra-oral sem utilizar uma moldeira de reserva e, assim, o problema de inserir a moldeira na microstomia é eliminado[47] .

Se a programação dos elementos condilares do articulador não for possível devido à ausência ou limitação dos movimentos protrusivos e laterais, foi sugerida a utilização de dentes de grau zero. A dimensão vertical pode ser reduzida para facilitar a entrada de alimentos na região anterior e também para manipular o bolo alimentar durante a mastigação. Os pacientes devem ser instruídos a limitar a mastigação do lado do defeito.

Tratamento cirúrgico:

A microstomia correctiva envolve cirurgia plástica e reconstrutiva, incluindo microcirurgia. Estes procedimentos cirúrgicos requerem um amplo fornecimento de tecido para os procedimentos reconstrutivos, pelo que, na maioria das vezes, são precedidos pela utilização de aparelhos de alongamento ou talas para aumentar a massa de tecido, seguidos de talas para manter os resultados, pelo menos durante a fase de cicatrização.

Diferentes procedimentos cirúrgicos têm sido apresentados para reconstruir a microstomia. Em 1831, Diffenbach demonstrou uma técnica com a utilização de retalhos de mucosa após excisão de tecido cicatricial. A mesma técnica foi modificada por Converse e posteriormente por Friedlander et al. Kazanjian e Roopenian apresentaram dois métodos de reconstrução funcionalmente satisfatórios e esteticamente aceitáveis. Karapandzic utilizou retalhos arteriais locais para reconstruir defeitos labiais. Finalmente, Berletet al. descreveram uma nova técnica que inibe a ocorrência de cicatrizes pós-operatórias. As seqüências de tratamento incluem a remoção de bandas fibróticas com comissuroplastias/comissurotomia, seguida pela retenção do comprimento do vermelhão ganho com splints bucais semidinâmicos[48] .

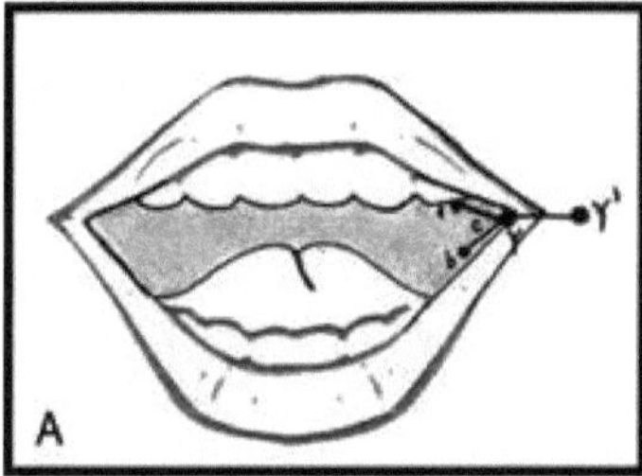

Diagramas do procedimento cirúrgico. A, Esboço do desenho do retalho proposto. A comissura pré-operatória

(y) e a nova comissura (y') são marcadas. A incisão na pele e na mucosa oral, desenhada em forma de rabo de peixe, está marcada com uma linha sólida

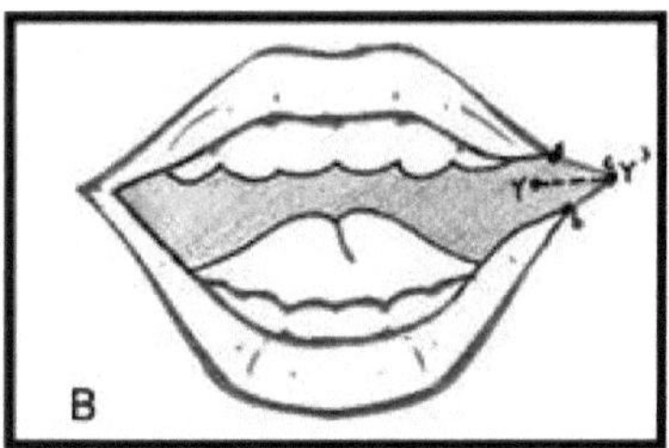

Retalho mucomuscular triangular previamente avançado com a sua ponta suturada ao novo ponto comissural

1. Em primeiro lugar, marcar a localização exacta do novo canto da boca em ambos os lados laterais aos deformados, com a linha perpendicular descida da pupila média até T1 cm lateral à nova comissura.

2. Nos casos de deformidade comissural unilateral, a decisão do local exato onde

o novo canto da boca deve ser colocado deve ser decidida com base na distância entre o arco de Cupido e a comissura oral do lado normal.

3. No passo seguinte, a incisão cutânea foi desenhada em forma de rabo de peixe, com a sua perna horizontal a começar no novo ponto de comissura lateralmente e a correr medialmente através da pele cicatrizada e do bordo do vermelhão até ao bordo da mucosa.
4. A incisão horizontal da pele deve deixar intactas as fibras musculares orbiculares subjacentes, se estas tiverem sido preservadas durante o traumatismo inicial ou as tentativas cirúrgicas, e a quantidade de libertação muscular deve ser decidida com base na necessidade de ampliação do estoma oral.
5. A mucosa preservada sob o músculo deve ser utilizada para o retalho muco-muscular na etapa seguinte.
6. Um retalho muco-muscular triangular de base posterior foi concebido com a sua ponta na junção mucosa-pele.
7. O retalho muco-muscular triangular criado anteriormente deve ser enrolado para fora à volta das fibras musculares intactas restantes e avançado lateralmente, devendo a sua ponta ser suturada ao novo ponto comissural e os seus bordos devem ser suturados aos bordos opostos da pele.

A cirurgia de revisão pode ser efectuada um mês depois, se necessário, para remover o tecido de granulação e a cicatriz adicional. Existe controvérsia quanto ao momento da cirurgia em doentes queimados. Hyslop defendeu o desbridamento e a reparação precoces, pois acredita que a linha de demarcação entre o tecido saudável e o desvitalizado está presente num período não superior a 12 horas. Esta intervenção precoce diminui a probabilidade de infeção e proporciona um fornecimento de sangue suficiente, promove uma cicatrização mais rápida, reduzindo assim a cicatrização secundária e a contração. Fleury e Frank defendem uma espera de 4-7 dias antes do tratamento para melhor delinear a área de tecido necrótico. Outros sugerem que a verdadeira extensão da necrose só se torna evidente após a descamação da escara. Ao adiar a cirurgia até que a cicatriz tenha descamado, é possível encontrar uma área de tecido viável com suprimento sanguíneo adequado para a reestruturação. Pitts et al. recomendaram adiar o reparo de 6 meses a vários anos em crianças, pois acreditam que o reparo precoce pode resultar em um lábio inferior apertado que pode alterar o crescimento e as relações da mandíbula. Thompson não mostrou diferença entre os resultados da cirurgia realizada nas primeiras 4 semanas e mais tarde. As talas são recomendadas no pós-operatório para evitar um maior colapso da abertura oral.

CONCLUSÃO

A limitação da abertura da boca é um grande trauma psicológico para os doentes, uma vez que as suas funções orais ficam limitadas e a estética facial também fica comprometida. O conhecimento da causa subjacente à limitação da abertura da boca é importante para a adoção de medidas preventivas no tratamento de indivíduos com este problema, uma vez que certas condições podem mesmo agravar-se em resultado do tratamento dentário. A fim de preservar a saúde oral, as medidas preventivas são essenciais. Além disso, algumas condições podem ser tratadas farmacologicamente, pelo que este fator deve ser tido em consideração antes da escolha do tratamento final. É um desafio fornecer até mesmo cuidados de restauração, pelo que são necessárias novas abordagens e modificações. Um protocolo de tratamento protético não cirúrgico foi seguido para um paciente com microstomia. O fabrico de reabilitações protéticas é difícil utilizando métodos comuns para pacientes com abertura bucal restrita. Foram efectuadas modificações no procedimento de moldagem primária e secundária utilizando moldeiras seccionais personalizadas. A técnica da moldeira seccional personalizada é um método alternativo valioso de moldagem em pacientes com microstomia, com uma precisão aceitável. Além disso, as próteses completas seccionais modificadas ajudaram a ultrapassar as potenciais dificuldades clínicas. Para obter uma estética e função adequadas, um médico deve, portanto, estar bem familiarizado com todas as alterações e técnicas potenciais para realizar um novo desenho de prótese, mantendo os seus princípios mecânicos fundamentais.

REFERÊNCIAS

1. Reabilitação protética de pacientes com microstomia. Prithviraj DR, Ramaswamy S, Romesh S. Indian J Dent Res 2009;20:483-6.

2. Fabrico de moldeiras seccionais personalizadas no tratamento de pacientes com abertura bucal limitada: Uma abordagem simples e única. Vamsi Krishna CH, K. Mahendranadh Reddy, Nidhi Gupta, Y. Mahadev Shastry, N. Chandra Sekhar, Venkat Aditya e G. V. K. Mohan Reddy. Relatos de casos em medicina dentária 2013:1-4.

3. Tratamento da microstomia com comissuroplastias e talas acrílicas semidinâmicas. Koymen R, Gulses A, Karacayli U, Aydintug YS. Oral Surg Oral Med Oral Pathol Oral Radiol Endod 2009;107:503-7.

4. Gestão da microstomia em doentes adultos queimados revisitada Claire J. Zweifela, Merlin Guggenheim a, Abdul R. Jandali a, Mehmet A. Altintas b, Walter Ku¨nzi. Journal of Plastic, Reconstructive & Aesthetic Surgery (2010);63:351- 357.

5. Regimes de Mobilização para a Prevenção da Hipomobilidade da Mandíbula em Pacientes Radiados: Uma Comparação de Três Técnicas. Daniel Buchbinder, Robert B. Currivan et al. J Oral MaxillofacSurg 1993;51:863-867.

6. Microstomia: A Rare but Serious Oral Manifestation of Inherited Disorders. Avanços no estudo das doenças genéticas. Ayden Gulses. Avanços no estudo das doenças genéticas 2011;449-472.

7. Bocas pequenas ... Grandes problemas? Uma revisão da esclerodermia e das suas implicações para a saúde oral. Albilia, J.B. Lam, D.K. Blanas, N.Clokie, C.M. & Sándor, G.K.J Can Dent Assoc 2007;73(9):831-836.

8. Síndrome de Freeman-Sheldon: relato de um caso. L. A. Corrigan, C. A. Duncan & T. Gregg. International Journal of Paediatric Dentistry 2006;16:440-443.

9. Uma mutação homozigótica do gene GJA1 causa um fenótipo do espetro Hallermann-Streiff/ODDD. Pizzuti A, Flex E, MingarelliR, Salpietro C, Zelante L & Dallapiccola. B Hum Mutat 2004;23(3):286.

10. Manifestações orais da epidermólise bolhosa distrófica: uma doença genética rara. Anita Dundappa Parushetti, Jiwanasha Manish Agrawal, Lalita Girish Nanjannawar, Manish Suresh Agrawal. BMJ Case Reports 2013:1-4.

11. Proposta de definição clínica para a fibrose submucosa oral Chandramani B. More1, Naman R. Rao. Jornal de Biologia Oral e Investigação Craniofacial 2019;9:311- 314.

12. Trismo: A etiologia, diagnóstico diferencial e tratamento. P.J. Dhanrajani e O. Jonaidel. Dental Update 2002;29:88-94.

13. Avaliação de preditores de morbilidade pós-operatória após remoção cirúrgica de terceiros molares inferiores. Trond Inge Berge e Olav EgilBoe. Ata Odontologica Scandinavica 2015;52(3):162-169.

14. Abertura limitada da mandíbula. Levine e Sidney B, Eisig Doron Ringler, Jonathan Stephens, George. Journal of American Dental Association 2014;145(5):472- 475.

15. Oncologia Dentária: The Management of Disease and Treatment-Related Oral/Dental Complications associated with chemotherapy (Gestão da doença e das complicações orais/dentárias relacionadas com o tratamento associadas à quimioterapia). Bi-LaB. Toth, Robert T. Frame. Current Problems In Cancer 1983;7(10):7-35.

16. Trismo devido a hipertrofia dos processos coronóides. Daniele A., Minerva Stomatol. Jornal de Cirurgia Craniofacial 1994;43:185-189.

17. Restrição da abertura da boca no cancro da cabeça e do pescoço: Etiologia, Prevenção e Tratamento Waseem A. Abboud, Sharon Hassin-Baer et al. Sociedade Americana de Oncologia Clínica 2020;16(10):643-653.

18. Os efeitos do extrato de placenta no tratamento da fibrose da submucosa oral. Katharia S.K., Singh S.P., Kulshreshtha VP. Ind J Pharma 1992;24:181-83.

19. A prevalência de osteoartrose em casos de desarranjo interno avançado da Articulação Temporomandibular: um estudo clínico, cirúrgico e histológico. Int J Oral Maxillofac Surg 2005;34:345-349.

20. Tratamento da microstomia com comissuroplastias e talas acrílicas semidinâmicas Ramazan Koymen, Aydin Gulses et al. Oral Surg Oral Med Oral Pathol Oral Radiol Endod 2009;107:503-507.

21. Restrição da Abertura da Boca e sua Terapia Preventiva - Uma Revisão da Literatura. Dr. Bhushan K, Dr. Prabhdeep Kaur Sandhu. Revista Internacional de Investigação Inovadora e Estudos Avançados 2016;3(13):161-165.

22. Trismo em doentes com cancro da cabeça e pescoço: etiopatogénese, diagnóstico e tratamento. Rapidis, A.D., Dijkstra, P.U. Roodenburg, J.L.N. Rodrigo, J.P. Rinaldo, A. Strojan, P., Takes, R.P. & Ferlito. Clinical Otolaryngology 2015; 40:516-526.

23. Ortóteses estáticas para a gestão da microstomia. Deborah L. Carlow, B.S.R, Tali A. Conine. Journal of Rehabilitation Research and Development 1987; 24(3):35-42.

24. Microstomia em vítimas de queimaduras 14: Um novo aparelho para prevenção e tratamento, e revisão da literatura. Clark Wr e Mcdade Go. J Burn

Care Rehab 1981;1: 33-36.
25. Tratamento extra-oral de uma queimadura da comissura labial. Richardson Ds e Kittle Pe. J Dent Child 1981;48:352-356.
26. Ortóteses estáticas para o tratamento da microstomia. Deborah L. Carlow, B.S.R. Tali A. Conine Journal of Rehabilitation Research and Development 1987; 24(3):35-42.
27. Ortóteses dinâmicas para o tratamento da microstomia. Tali A, Conine, Dr. H, Deborah L. Carlow, Peter Stevenson. Journal of Rehabilitation Research and Development 1987;24(3):43-48.
28. Um Protótipo para uma Órtese de Microstomia Vertical Económica. Shari Davis, Jarita G. Thompson, Janet Clark. Journal of Burn Care & Research 2006; 27(3):352-356.
29. Procedimento de moldagem para pacientes com abertura bucal severamente limitada. Philips S. Baker, Robert L. Brandt, Gregory Boyajian. J Prosthet Dent 2000;84:241- 244.
30. Procedimento de moldagem para um paciente com esclerose progressiva: Um relatório clínico. Supoj Dhanasomboon, e Kiattisorn Kiatsiriroj. J Prosthet Dent 2000;83(3):279-282.
31. Procedimentos de moldagem e construção de uma prótese seccional para um paciente com microstomia: Um relatório clínico. Onur Geckili,a Altug Cilingir. J Prosthet Dent 2006;96(6):387-390.
32. Tratamento de um paciente edêntulo com microstomia induzida cirurgicamente: Um relatório clínico. Laith Abd Al-Hadi e Hana Abbas. J Prosthet Dent 2002;87:423-6.
33. Tratamento de paciente com OSMF com abertura bucal restrita: Um relato de caso. Laxman Singh Devendra Chopra, Virag Shrivastva. Revista internacional de ciências clínicas dentárias 2011;2(4):29-35.
34. Abertura bucal restrita e seu tratamento definitivo: Uma revisão da literatura. Jornal Indiano de Investigação Dentária 2018;29(2):217-224.
35. Prótese parcial removível e flexível para um paciente com esclerose sistémica (esclerodermia) e microstomia: Um relatório clínico e um seguimento de três anos. Samet N, Tau S, Findler M, Susarla SM, Findler M. Gen Dent 2007;55:548-51.
36. Prótese seccional colapsada para um paciente parcialmente edêntulo com microstomia: Um relatório clínico. Yasunori Suzuki, a Minoru Abe, b Toshio Hosoi. J Prosthet Dent 2000;84:256-9.
37. Acessórios de ancoragem utilizados como dispositivos de bloqueio em próteses removíveis de duas partes. John D. Waiter. J Prosthet Dent

1975;33(6):628-632.
38. A prótese completa swing-lock mandibular para pacientes com microstomia. John J. Wahle, a L. Kirk Gardner, b e Mark Fiebiger. J Prosthet Dent 1992;68:523-7.
39. Reabilitação protética de um paciente com microstomia: Um relato clínico. Roberto Benetti, Aldo Zupi e Alberto Toffanin. J Prosthet Dent 2004; 92:322-7.
40. Próteses completas articuladas e seccionais para abertura bucal restrita: Um relato de caso e uma revisão. Aditi Sharma, Pallak Arora, Sartaj Singh Wazir. Medicina Dentária Clínica Contemporânea 2013;4(1):74-77.
41. Utilização de implantes dentários no tratamento de pacientes com esclerodermia: Um relatório clínico Yair Langer, A Harold S. Cardash, b e Haim Tal. J Prosthet Dent 1992;66(6):873-875.
42. Tratamento protético de pacientes edêntulos com acesso oral limitado usando próteses implanto-suportadas: Um relatório clínico. Ansgar C. Cheng, a Loh Kwok- Seng,b Alvin G. Wee e Neo Tee-Khin. J Prosthet Dent 2006;96:1-6.
43. A colocação de implantes dentários e uma prótese fixa no tratamento de um paciente com esclerodermia: Um relatório clínico. Kalpesh Patel, a Richard Welfare, b e Hardev S. Coonar. J Prosthet Dent 1998;79:611-12.
44. Prótese parcial fixa de longo alcance, suportada por implantes, para um doente com esclerodermia: Um relatório clínico. Steven E. Haas. J Prosthet Dent 2002;87:136-9.
45. Obturadores temporários flexíveis para pacientes com abertura de mandíbula severamente limitada. Frank R. Lauciello, David M. Casey, e Duane S. Crowther. J Prosthet Dent 1983;49(4).

46. Tensões induzidas pela gravidade numa prótese obturadora. Boris Schwartzman, Angelo

47. Caputo e John Beumer. J Prosthet Dent 1990;64:466-68.

48. Reabilitação protética maxilofacial de um defeito médio-facial complicado por microstomia: Um relatório clínico. Ansgar C. Cheng, Alvin G. Wee e Li Tat- Keung. J Prosthet Dent 2001;85:432-7.
49. Um retalho simples em "cauda de peixe" para correção cirúrgica da microstomia. Diana Isabel Moreira Monteiro, Ricardo Horta, Pedro Silva, Jose' Manuel Amarante, e A'lvaro Silva. J Craniofac Surg 2011;22:2292-2294.

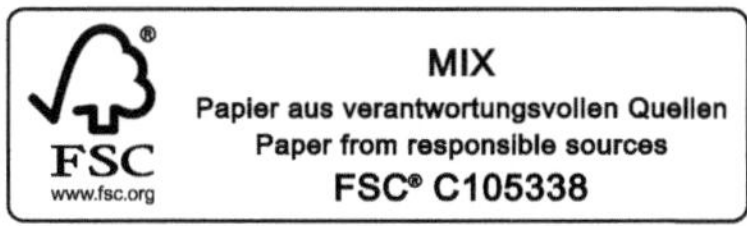

Printed by Books on Demand GmbH, Norderstedt / Germany